Les kilos en trop

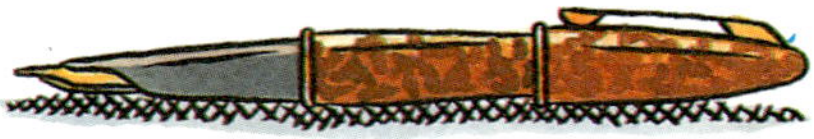

François Sautereau est né à Paris en 1943. Depuis trente ans, il est au service de la jeunesse en tant qu'animateur d'ateliers d'écriture et directeur de centres de loisirs. Auteur d'une trentaine d'ouvrages publiés aux Editions de l'Amitié, chez Bayard Presse, Hachette, Nathan, il a reçu plusieurs prix littéraires, dont le Prix Jean Macé et le Prix de la Ville de Paris.

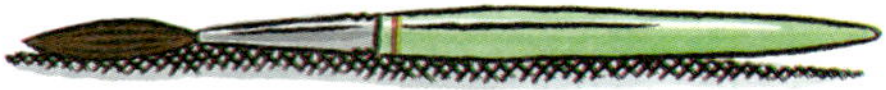

Thierry Dalby est né en 1949 à Orléans. Diplomé de l'École des beaux arts de Bourges, il passe de l'illustration de bandes dessinées à la peinture, puis devient illustrateur de presse. Ses dessins sont publiés dans plusieurs grands journaux français.

Bayard Éditions est une marque
du Département Livre de Bayard Presse
ISBN 2. 227. 72303. 3

Les kilos en trop

Une histoire écrite par François Sautereau
illustrée par Thierry Dalby

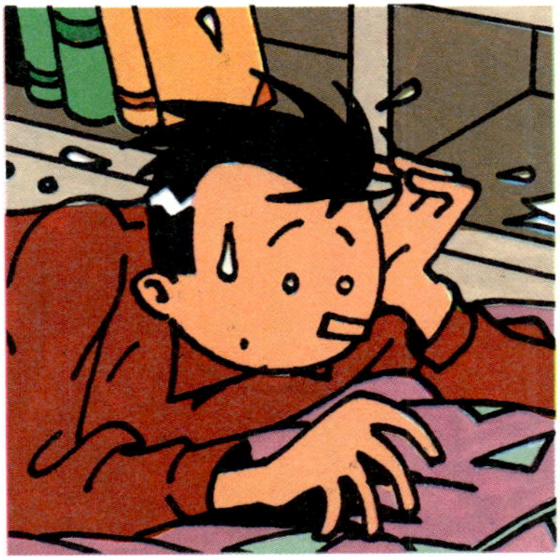

Quatrième édition

BAYARD ÉDITIONS

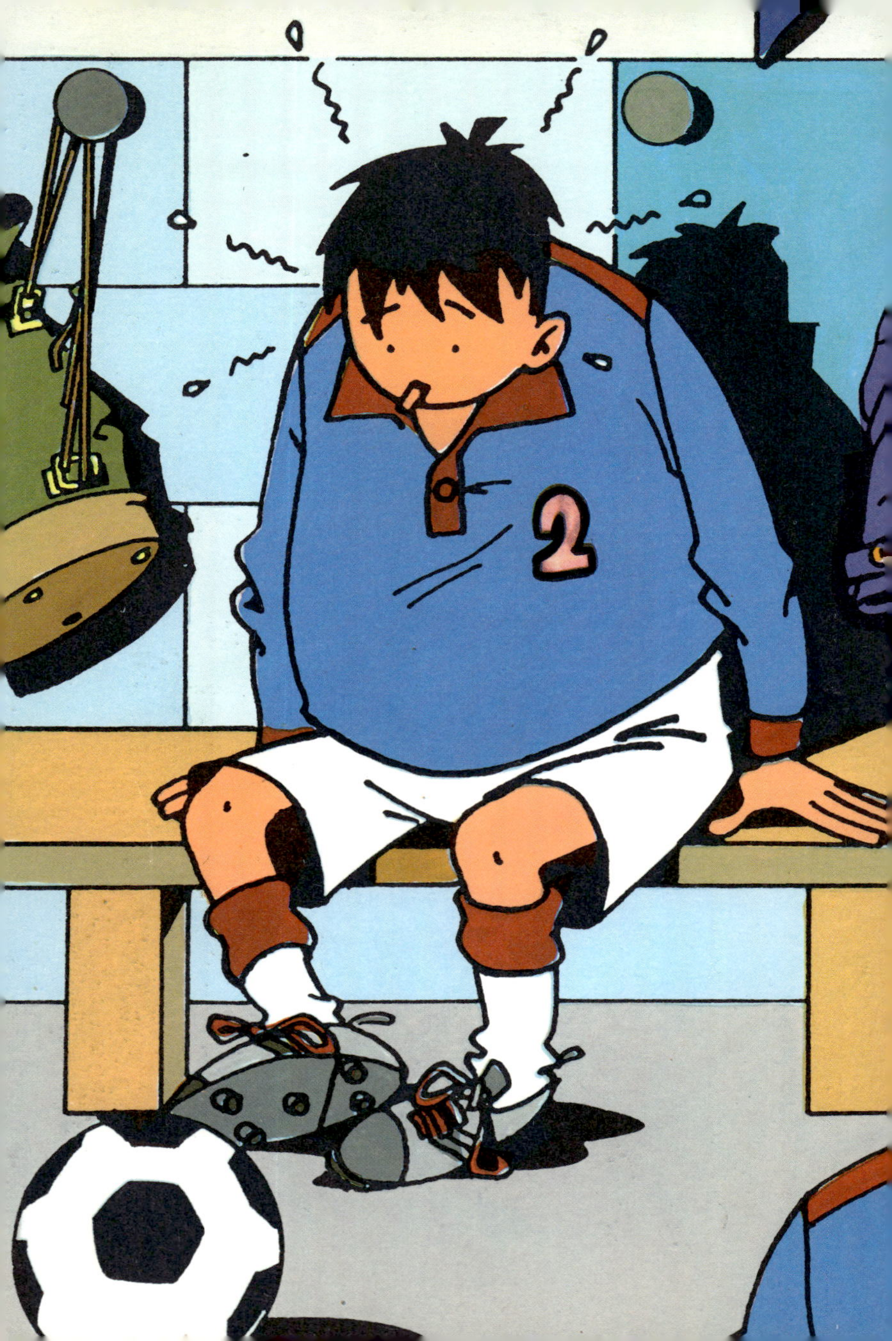

1

La défaite

Assis sur le banc du vestiaire, épuisé, l'échine courbée, les jambes crottées et endolories, Sébastien Bonnot se laissa tomber dans l'amertume la plus profonde. Son équipe, les cadets de l'Inter de Paris, était éliminée de la Coupe de France de football. Oh ! personne ne lui reprochait rien, ni Ancelin le capitaine, ni M. Duvivier le dirigeant, mais Sébastien savait qu'on lui ferait porter toute la responsabilité de la défaite. Il jouait arrière gauche, et trois fois l'ailier adverse l'avait pris de vitesse pour marquer le but.

Trois petits buts à zéro, et il devinait les murmures dans son dos :

– C'est la faute à « Jambonneau »...

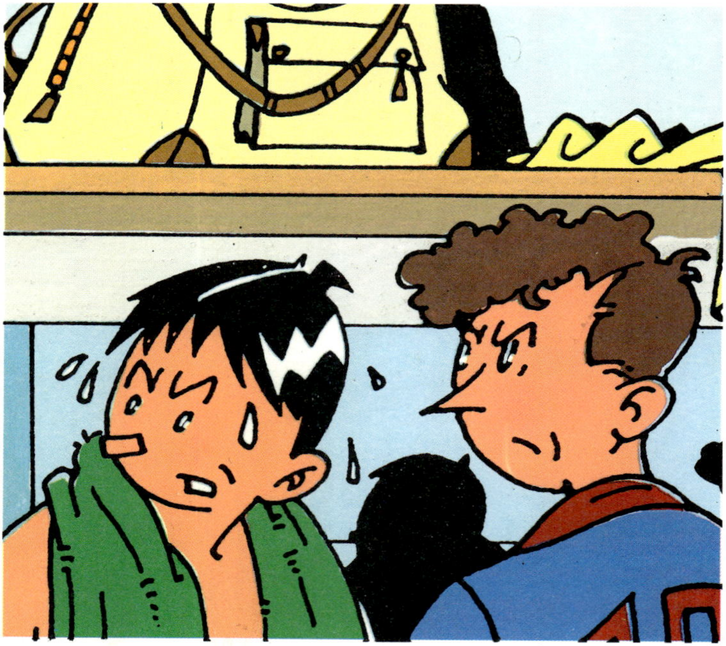

– Ce gros lard n'a rien à faire à l'Inter de Paris.
– Il est juste là pour frimer avec le maillot du club.
– Des gens comme lui, c'est pas valable. Dans une équipe comme la nôtre, tout le monde doit tourner au maximum.

Le pire, c'était qu'ils avaient raison. Sébastien Bonnot le comprenait, mais n'arrivait pas à suivre.

Il avait donné le meilleur de lui-même, ce meilleur ne convenait pas, voilà tout. Et pourtant, il aimait tellement le football !

Un mercredi, à la visite médicale du club, le médecin lui avait dit :

– Bonnot ! Tu ne sais pas que tu fais dix bons kilos de trop ?

Il ôta la boue de ses crampons, retira la belle tenue satinée rouge et bleue frappée du numéro deux, et fourra le tout pêle-mêle dans son sac. Puis il clopina jusqu'à la douche où le rideau de brume le déroba à ses coéquipiers.

Lavé, parfumé à la savonnette, ses cheveux mouillés tirés en arrière, il avait appuyé son front contre la vitre du wagon et regardait défiler les pavillons de banlieue le long de la ligne du RER. Sur le parvis de la gare, il chercha du regard la boulangerie. Hélas ! elle avait pris l'habitude de fermer deux jours par semaine maintenant. C'était dimanche. Toutes les boutiques avaient baissé leur rideau de fer. Le parking désert, les arbres dépouillés, le vent frais et les nuages à basse altitude ajoutaient leur note de mélancolie. L'hiver approchait.

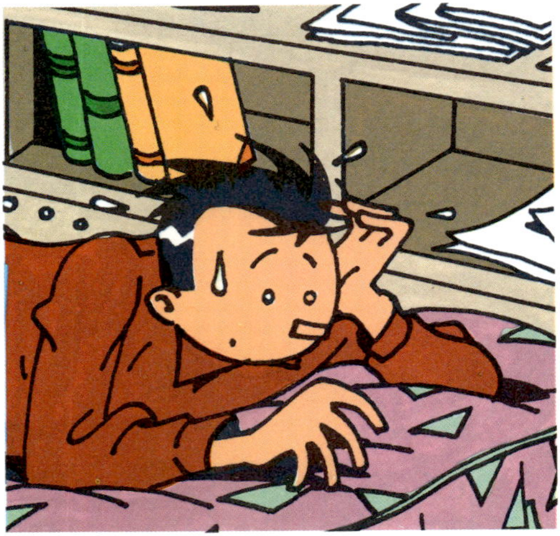

– Tu t'es bien amusé ? demanda Mme Bonnot quand il eut claqué la porte de l'appartement.
– Oui, répondit-il en s'enfermant dans sa chambre sans saluer son oncle ni sa tante venus prendre le thé.
– C'est l'âge ingrat, dit la mère, comme pour s'excuser d'une incorrection qui ne lui était pas imputable.

Il jeta le sac dans un coin et s'effondra sur le lit. Dans une demi-inconscience, il revit le match, se débattit contre une crampe au mollet droit, et rumina SA défaite. Car c'était bien sa défaite.

Qu'allait-on faire de lui ? Les dirigeants se réuniraient demain, comme chaque lundi, son cas serait abordé et il se retrouverait sur la touche pour plusieurs matchs.

Il se leva, ouvrit la fenêtre, porta ses yeux vides sur les allées et venues des passants. La résidence était constituée de petits bâtiments éparpillés au milieu de la verdure. Cela faisait un peu campagne.

Une fille passa sur la pelouse, en face. Elle était vêtue de blanc, un gilet rouge sur les épaules, et tenait une raquette de tennis. Il ne ferait jamais de tennis. Il était trop lourd pour ça. La fille était jolie. Se trouverait-il un jour une fille qui s'intéresse à lui ? Elles vont vers les garçons minces.

Il ferma la fenêtre et se regarda dans la glace de l'armoire en soupirant. Était-il vraiment si gros ? Les odeurs de cuisine et le bruit des couverts que l'on disposait sur la table lui annoncèrent l'heure du repas.

– Jean et Claudia restent dîner avec nous, dit la mère. Tu ne leur as même pas dit bonjour.

Il s'acquitta de cette tâche, le visage renfrogné, encore tout à sa misère.

– Alors, ce football ? dit Jean.

– Tu as l'air bien triste, ajouta Claudia.

– Et tu ne manges rien ! s'exclama sa mère.

– Je n'ai pas faim.
– Un sportif comme toi, ça doit manger.

Non, justement, ça ne devait pas manger ! Il ne mangerait plus. Plus jamais ! Il maigrirait, et alors on verrait ce qu'on verrait !
– Même pas le dessert ?
– Je n'ai pas faim.

Le supplice des œufs en neige flottant sur crème anglaise était insupportable. Il ne put y résister et, dès lors, il comprit que la bataille pour maigrir ne serait pas une simple formalité.

Lundi passa, journée terne marquée par la pluie et des devoirs mal faits. Mardi à cinq heures, Sébastien courut chez lui poser son cartable et prendre sa tenue sportive. Le RER le conduisit au stade dans le nuit tombante. Déjà, il devenait nécessaire d'éclairer la pelouse. Des ombres s'agitaient dans la boue sur une moitié du terrain. L'entraînement était commencé. Sébastien enfila rapidement son maillot, seul dans le vestiaire en désordre. La porte s'ouvrit sur M. Duvivier qui fit une moue désagréable en l'apercevant.
– Ah ! Bonnot, te voilà ! Ne t'habille pas, ce n'est pas la peine.

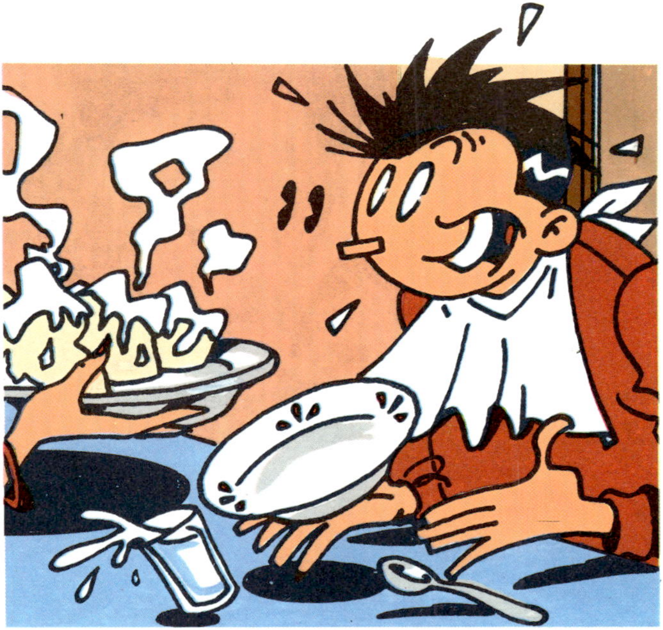

Sébastien pâlit d'un coup.
– Pourquoi, monsieur ?
– Tu ne... Enfin, voilà... Il a été décidé... Tu viendras désormais à l'entraînement du jeudi.
– Oh ! pourquoi, monsieur ?
– Nous t'avons muté dans le groupe des débutants. Désormais, tu ne t'entraîneras plus que le jeudi soir. Allons, ne fais pas cette tête-là ! Ce n'est pas dramatique. Nous ne pouvons te laisser en butte

aux querelles de tes camarades. Tu verras... le groupe des débutants, c'est un groupe comme un autre. Il y a de bons dirigeants. Il ne faut pas le sous-estimer. Peut-être que plus tard...

L'homme sourit, lui tendit la main et Sébastien la serra à contre-cœur. A nouveau seul dans le vestiaire, il remit sans se presser sa tenue de ville. Des sanglots montaient en lui, et il avait de plus en plus de mal à les réprimer. Le groupe des débutants ! Quelle fichaise ! Un retardataire entra soudain.

– Tiens ! Sébastien ! Qu'est-ce que tu fais ? Tu te rhabilles ? Ça n'a pas l'aire d'aller, mon vieux !

– Ils m'ont mis sur la touche.

– Combien de temps ?

– Fini. Plus de championnat. Groupe des débutants. Je suis viré, quoi.

L'autre lui tapa sur l'épaule, s'empressa de mettre sa tenue et disparut dans le froid de la nuit.

Sébastien se tenait debout, seul sur le quai. Son haleine se distinguait dans la clarté pâle du lampadaire tandis qu'il attendait la rame.

Le wagon était aux trois quarts vide. La foule, à cette heure, circulait surtout en sens inverse. Lui ne côtoyait que quelques hommes soucieux et indifférents à sa détresse, deux ou trois femmes renfrognées dans les coins fenêtres, un caniche sortait la tête d'un sac de voyage...

Groupe des débutants...

A la station, le garçon traversa le parking en biais jusqu'à la boulangerie où il acheta du chocolat, des gâteaux, des biscuits secs. Et il mangea, il mangea...

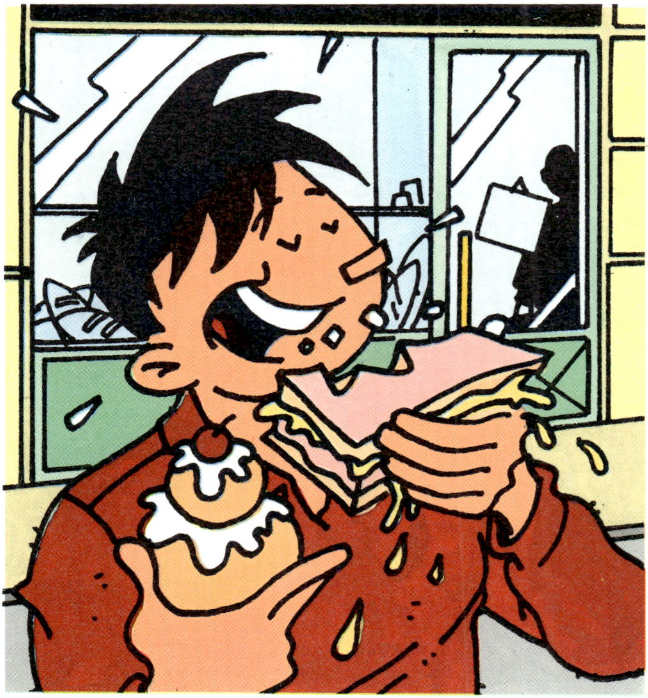

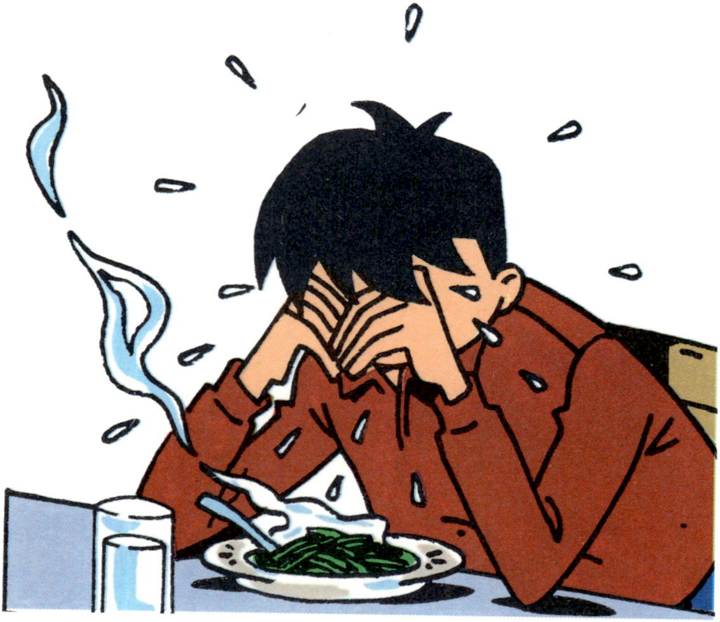

– Donne-moi ta tenue, que je la mette à la machine à laver. Sinon, elle ne sera pas sèche vendredi, dit Mme Bonnot.
– Ce n'est pas la peine.
– Qu'est-ce qui n'est pas la peine ?
– Elle est propre.

– Tu n'as rien fait aujourd'hui ?
– Non. Et je n'irai pas vendredi.
– Et le match de dimanche ? Il est annulé ?
– Je ne jouerai plus. Ni vendredi, ni dimanche, ni jeudi. Ni jamais.

Et, devant son assiette de haricots verts, les yeux cachés dans les paumes de ses mains, il se mit à pleurer.

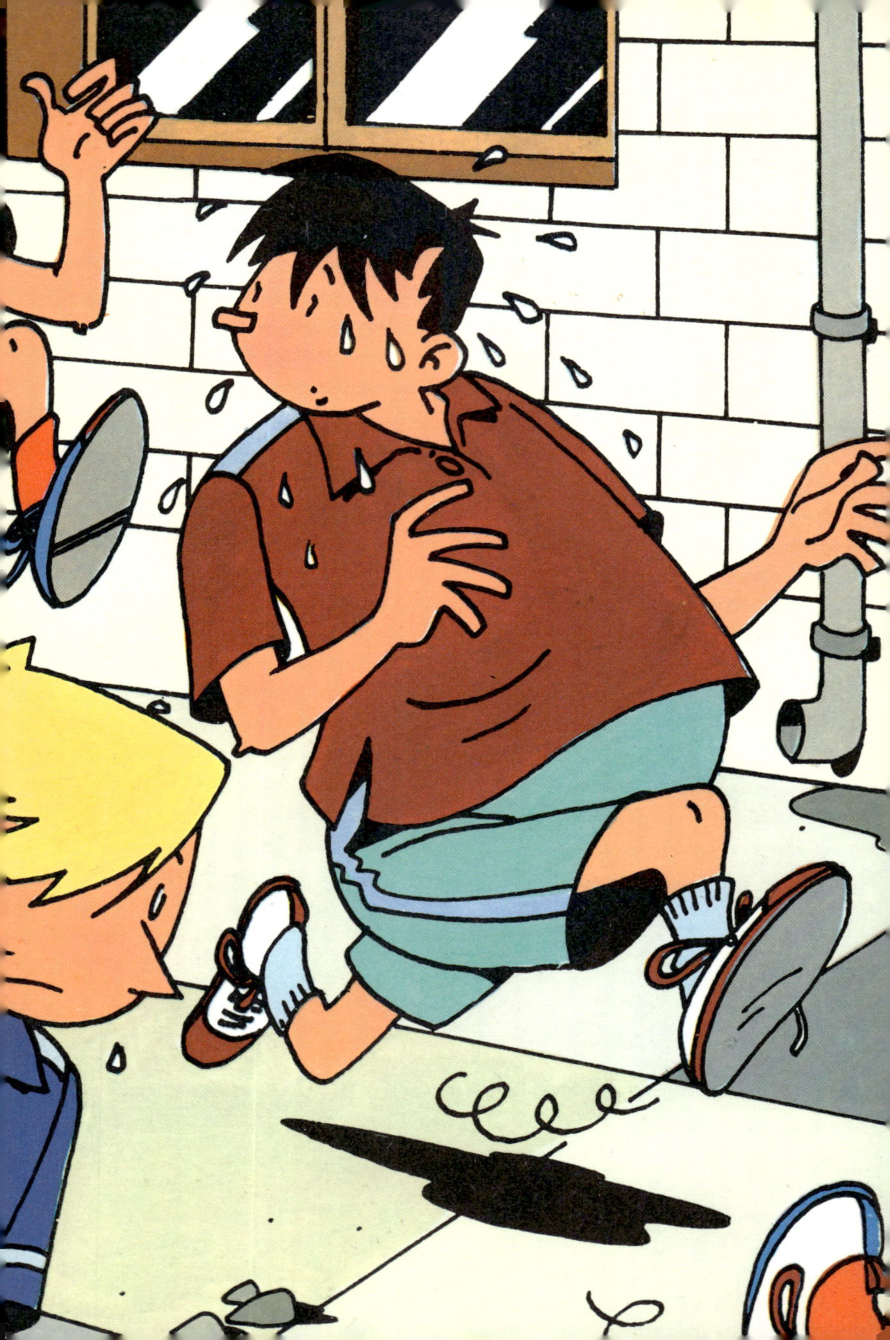

2

Monsieur Baptistin

– Quelque chose ne va pas, Bonnot ? s'écria M. Baptistin du milieu de la cour, tandis que la trentaine d'élèves couraient le long des façades.

Le collège Victor-Hugo était pauvre en installations sportives et il fallait se partager les zones communes pour les séances d'éducation physique.

Non, quelque chose n'allait pas. On était jeudi matin, une froide journée de décembre à vous couper le souffle quand on vous force à courir en petit maillot. Sébastien Bonnot ne se contentait pas d'être le dernier à la course. Rattrapé par les hommes de tête, il accusait maintenant plus d'un tour de retard.

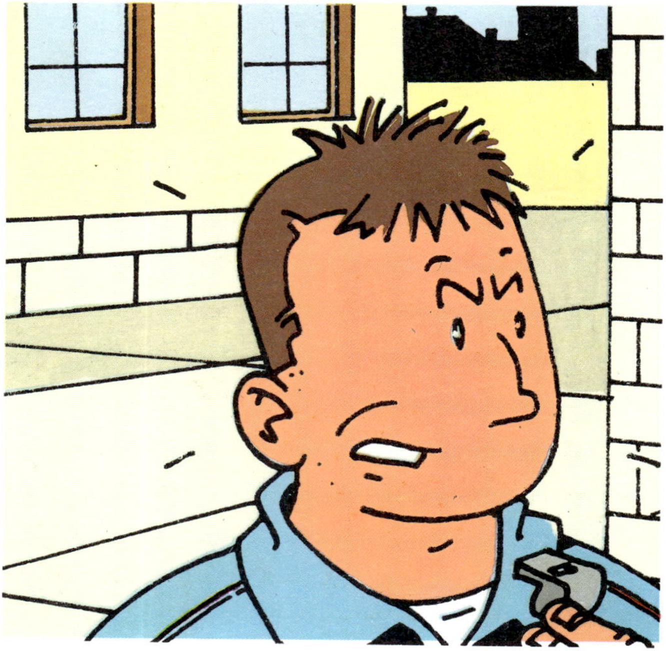

M. Baptistin, jeune professeur d'EPS, était réputé pour sa sévérité et Sébastien frémit quand il s'entendit apostropher par la voix redoutée. Il tenta une accélération, en pure perte.

– Vous faites mieux d'habitude, dit le professeur, quand tout le monde se fut arrêté pour souffler bruyamment entre les marronniers, au milieu du carré formé par les bâtiments. Je croyais, Bonnot, que vous comptiez faire du sport de haut niveau. Vous n'en prenez guère le chemin. Il faut vous remuer, mon petit.

Sébastien, hors d'haleine, fit oui de la tête.

Le reste de la journée fut à l'image de l'heure de gym. Les professeurs s'étaient donné le mot pour un concert de lamentations. Apparemment, la baisse de forme de Sébastien s'étendait à toutes les disciplines.

Le seul adulte qui lui offrit un sourire ce jour-là fut le marchand de pains au chocolat installé en face du collège. Le garçon en acheta trois qu'il ingurgita à la suite sans prendre le temps de les mâcher. Son argent de poche en souffrit. Il en serait quitte pour demander une rallonge à sa mère.

Cette morosité gagna l'après-midi. Sébastien était ailleurs. Il avait appris par ses camarades que l'équipe vedette de l'Inter de Paris venait de perdre à Toulouse en championnat et se sentit en quelque sorte vengé de son éviction. Curieux sentiment dont il s'étonna lui-même. Son esprit, toutefois, planait à des lieues du collège. A peine se souvenait-il à quel cours il devait se rendre. Ce manque de concentration lui valut deux punitions. Mais il était tout absorbé par la question de savoir s'il irait ou non à l'entraînement du soir.

Il décida qu'il n'irait pas, changea plusieurs fois d'avis et, soit par curiosité, soit par passion envers son sport favori, il se retrouva au stade. Les cadets de son nouveau groupe s'entraînaient maladroitement sous les projecteurs. Il se joignit à eux, salua son nouveau dirigeant, adressa un « bonsoir » désabusé à ses futurs coéquipiers, et s'illustra par son mauvais caractère au cours des exercices qu'il jugeait dérisoires.

Il rentra chez lui après avoir absorbé la moitié d'une plaquette de chocolat. Sa mère n'était pas encore rentrée. Dans sa chambre, le nez collé à la fenêtre obscure de la nuit, il regardait les passants courbés sous une pluie battante venir de la gare et se hâter en direction des immeubles ou de la zone pavillonnaire. Leur procession s'éclairait soudain près du réverbère, puis s'estompait dans le noir.

Inconsciemment, il s'attendait à retrouver son père parmi ces gens pressés. L'homme surgirait soudain de la nuit, lui ferait de grands signes, et il s'en irait avec lui. Oh ! pourquoi l'avait-il abandonné ?

Il crut reconnaître la jeune fille aperçue dimanche quand elle revenait du tennis. Elle portait ce soir un anorak bleu. L'allée disparut sous la buée de la vitre où s'irisait la morne lumière électrique de la ville.

Sébastien s'allongea sur le lit, promenant ses regards sur sa chambre qui était un véritable musée du football. Au centre du plus grand mur, Platini trônait en poster géant. D'autres vedettes l'encadraient, parmi lesquelles certains joueurs de l'Inter de Paris qui lui avaient gentiment fait don de leur autographe. Des dizaines de gadgets jonchaient les étagères, porte-clefs en forme de ballons, petits souliers à crampons, minuscules fanions des équipes les plus célèbres. On y trouvait aussi des livres sur la technique du football, les derniers numéros d'un grand hebdomadaire sportif, et même des cahiers scolaires frappés aux couleurs des équipes nationales du sport le plus populaire du monde.

Sur un autre mur, un grand panneau regroupait des photos et des articles de presse sur les exploits athlétiques mondiaux de ces deux dernières années. Quelques photos également de son équipe.

Il soupira, ferma les yeux.

Et il pénétra dans son jeu favori. Ce qu'il n'obtenait pas sur le terrain, son rêve le lui prodiguait

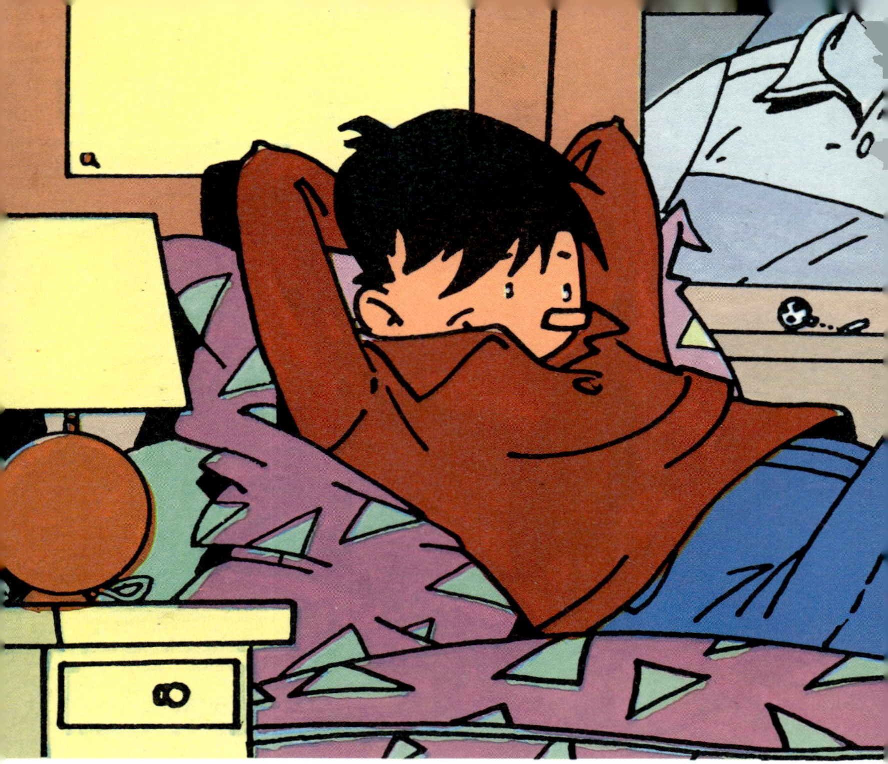

sans aucune limite : il se prit à imaginer qu'il entrait sur la pelouse du Parc des Princes, en équipe première, sous les couleurs de son club. C'était la finale de la Coupe de France, mais il n'était que remplaçant. Ne le trouvait-on pas un peu lourd ?

Le match se déroulait, son club était en train de perdre. A un quart d'heure de la fin, tandis que la

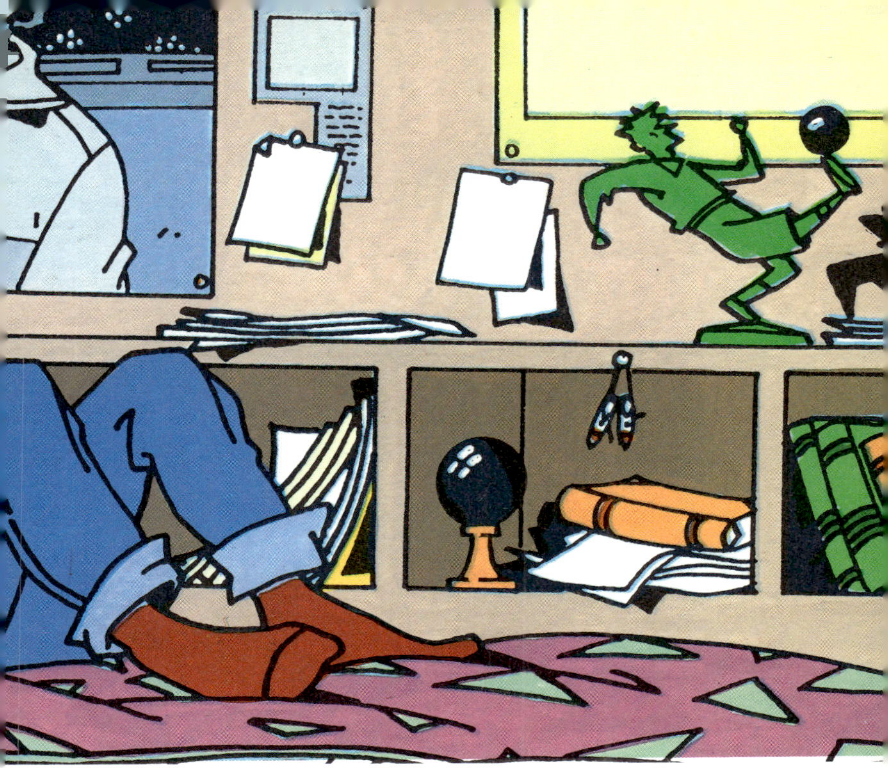

situation était désespérée, l'entraîneur faisait enfin appel à lui. Il rétablissait l'équilibre, faisait la différence, sortait sous les acclamations du public, les congratulations de ses dirigeants qui désormais se promettaient d'en faire un titulaire.

Son prochain rêve serait pour la Coupe du Monde.

Sa mère entra.

– Tu n'as même pas préparé la table ?
– Je vais le faire.
– Où étais-tu pendant tout ce temps-là ?
– A l'entraînement.
– Je croyais que tu n'y allais plus.
– Si tu veux le savoir, ils m'ont changé de groupe.
– Bien sûr, que je veux le savoir ! dit la mère. Tout ce que tu fais m'intéresse. Est-ce si important de changer de groupe ? Les heures d'entraînement seront modifiées ?
– Modifiées ? Ha ha !... On peut le dire. Je n'irai plus, voilà. Je n'y mettrai plus les pieds. Qu'on ne me parle plus de foot !
– Tu parles sérieusement ?
– Tu verras bien.

Il haussa les épaules.

– Ne me fais pas croire, Sébastien, que je t'ai acheté tout cet équipement pour rien !

Il essuya une larme.

– Je travaillerai. Je laverai des bagnoles le samedi après-midi.
– Ce n'était pas ce que je voulais dire.

Elle s'accroupit devant lui, lui prit les mains comme lorsqu'il était petit. Il se dégagea.

– Laisse-moi !

Il courut dans sa chambre, claqua la porte.

– Sébastien ! Oublions cela ! Viens manger !
– Je n'ai pas faim.
– Un grand garçon comme toi doit se nourrir. Viens !
– Non !

Elle insistait pour ouvrir la porte. Il retenait la poignée, résistait, souhaitant la voir continuer à l'implorer parce qu'il avait envie qu'on s'occupe de lui, qu'elle lui consacre un petit peu de temps, même pour ouvrir une simple porte. N'était-ce pas souvent ainsi depuis que son père était parti ?

Il ne mangea pas ce soir-là ni au petit déjeuner du lendemain. A la cantine, il distribua sa viande et salit son assiette avec un soupçon de légumes pour tromper le surveillant. Il se priva de goûter et, le soir, bouda son repas, prétextant qu'il avait mal digéré depuis midi.

Il mourait de faim.

Le jour suivant, il dénicha le pèse-personne de sa mère et, serrant les dents, se fit intérieurement le serment de perdre dix kilos. Il jeûna presque totalement.

A la fin de cette deuxième journée, après l'avoir cruellement tenaillé, sa faim commença à disparaître.

Le poids était à la baisse, ce qui l'encouragea. Pendant une semaine, il suivit cette méthode toute personnelle, grignotant par-ci, par-là, s'imaginant qu'il ne mangeait jamais, et un matin, au cours d'éducation physique, il tomba d'épuisement.

M. Baptistin le fit asseoir dans un coin du gymnase jusqu'à la fin du cours. Quand les élèves se furent dispersés, le professeur s'approcha de Sébastien qui s'attendait à un flot de remontrances assorti d'une retenue.

– Alors, que se passe-t-il, Sébastien ?

S'entendre appeler par son prénom étonna beaucoup le garçon.

– Rien, je vous assure, monsieur ! Un simple malaise.

– Je vous crois. Allez donc prendre un remontant à l'infirmerie.

– Merci, monsieur !

Ce merci signifiait le soulagement d'échapper à une punition. A peine avait-il tourné le dos, que M. Baptistin le rappela.

– Un instant, mon garçon...

– Oui ?

– Que faites-vous dimanche après-midi ?

– Rien, monsieur.

– J'ai ceci pour vous. Ça peut vous intéresser.

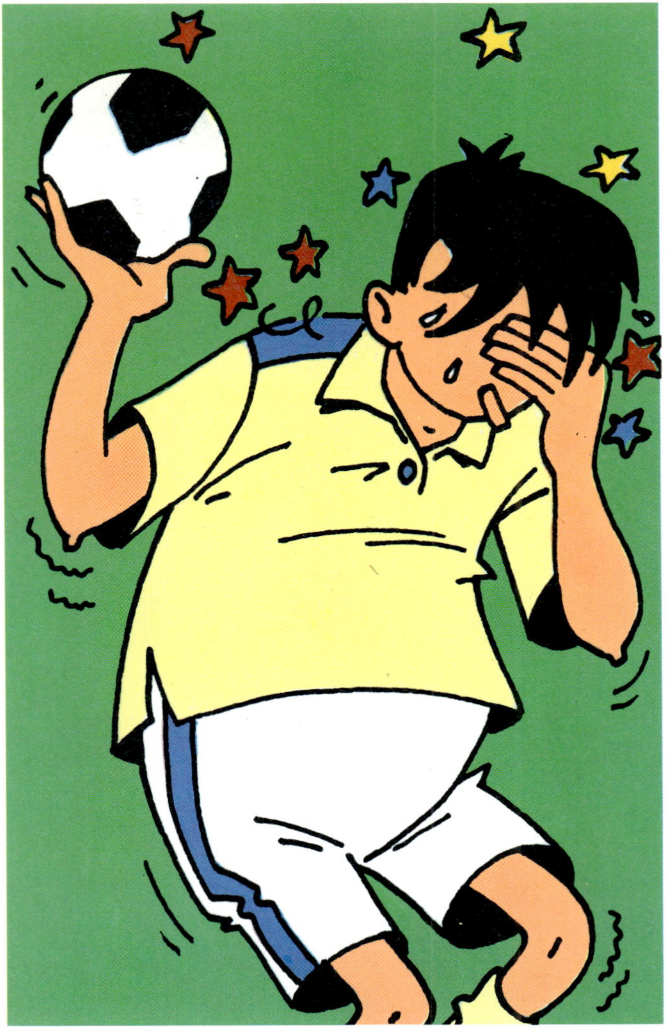

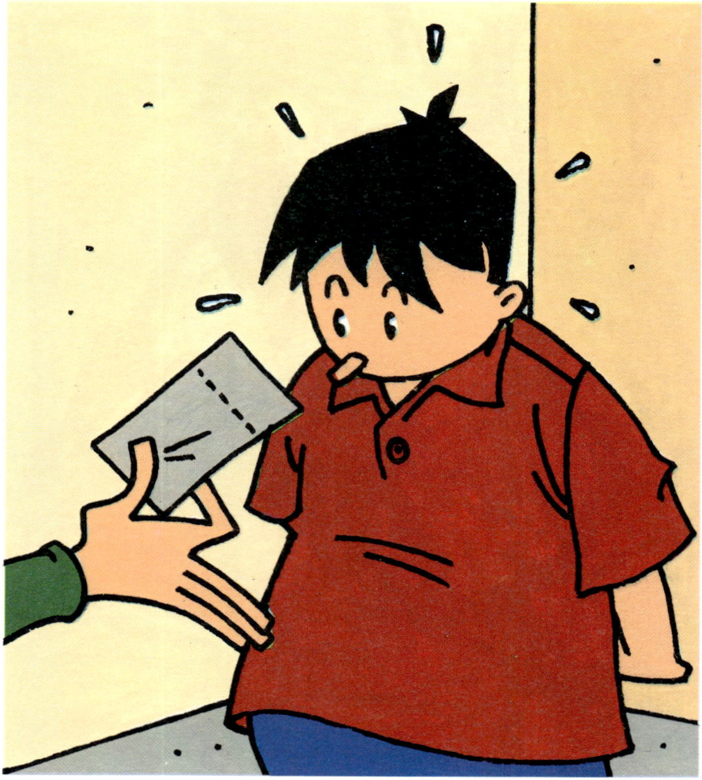

L'homme lui tendit un billet. Sébastien regarda. C'était une entrée du Parc des Princes. Match de rugby : Racing-Club de France contre Grenoble. Une excellente place en tribune d'honneur.

– Merci, monsieur.
– Vous aimez le rugby ?
– Euh... oui, monsieur !
– A la bonne heure ! Un vrai sportif s'intéresse à plusieurs disciplines. Allez voir ce match, vous me le raconterez.
– Oui, monsieur.
– Attendez, Bonnot... une dernière chose.
– Oui ?
– Cessez de faire l'imbécile et nourrissez-vous convenablement.

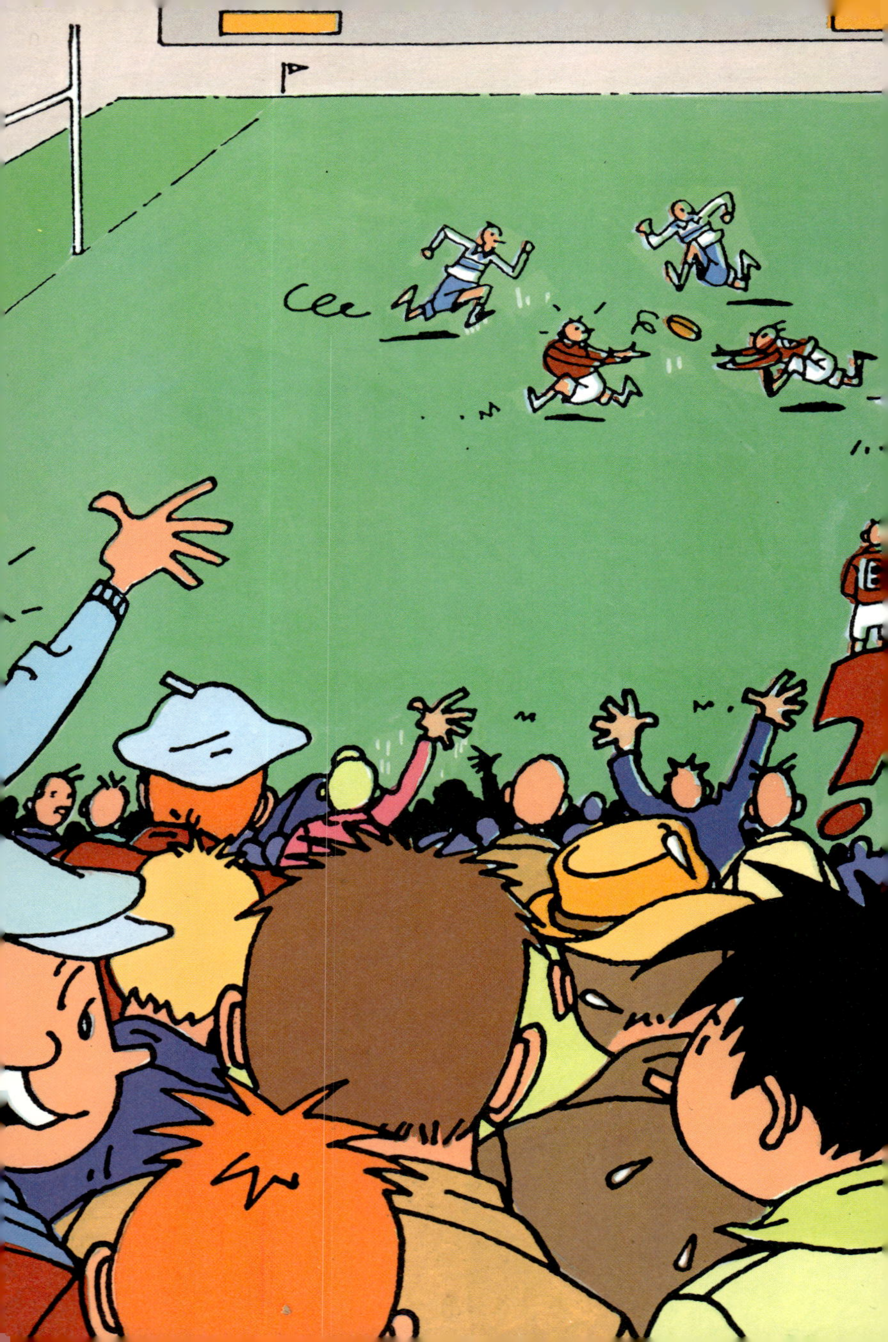

3

La nouvelle tenue

Sébastien n'était pas réellement un passionné du rugby, mais il connaissait bien le Parc des Princes pour avoir assisté à de nombreuses rencontres de football.

D'emblée, il fut surpris par la nature même de la foule. Elle était moins dense que d'habitude, mais extrêmement différente. Avant le match, il y avait déjà des conversations, un peu comme si tout le monde se connaissait. Y dominait largement l'accent du Sud-Ouest, hautement coloré, ensoleillé et accueillant. Au bout de cinq minutes, il était déjà pris dans des discussions concernant des clubs qu'il ne connaissait même pas.

– Comment t'appelles-tu, petit ? demanda juste derrière lui un homme d'une cinquantaine d'années qui tenait un journal jaune.
– Petit, que tu l'appelles, toi ? intervint celle qui était sans doute sa femme. Tu vois pas que c'est un bon pilier, ça, au moins, pas vrai ?
– Et tu es tout seul ? dit l'homme.
– Oui.
– Alors, viens avec nous ! Tu verras mieux d'ici ! Regarde. Il y a encore une place.

De là, en effet, on pouvait voir clairement toutes les actions. Des monstres au maillot cerclé bleu et blanc disputaient le ballon ovale à quinze géants rouges. Il y avait de quoi se distraire. Son entourage lui expliquait les phases techniques du jeu. Il s'imaginait tout connaître de ce sport qu'il avait cru brutal et sans finesse, et il en serra de près toutes les difficultés, les astuces, et aussi la formidable puissance physique qui se développait sur le terrain.

Ce n'était pas banal. Le corps à corps, raison pour laquelle il avait toujours fui cette discipline, même à la télévision, lui apparut sous son vrai jour. Non une lutte individuelle d'une personne contre une autre, mais une dynamique d'ensemble, une solidarité, qui aboutissaient à une force considérable capable de tout balayer sur son passage. Le ballon n'était plus un trait que l'on décoche contre une cible quelconque, mais un témoin unique qu'il était donné de posséder, et que l'on gardait, que l'on déposait en force chez l'adversaire.

C'était une autre façon d'être ensemble, qui ne reniait pas celle du ballon rond, mais jetait sur le sport, aux yeux de Sébastien, un éclairage nouveau.

Les commentaires, autour de lui, se portaient surtout sur la mêlée, qui était l'atout principal du Racing cette année-là.

– Il faut voir qu'ils ont un pack de tous les diables, de plus de huit cents kilos.

– Un rouleau compresseur.

– Les piliers, on ne les voit pas souvent avec le ballon, mais ils sont là, je te le dis. Tu joues au rugby, toi ? Non ? Tu devrais...

Il rentra, étonné d'être content. Le soir, il fut moins avare de ses impressions, et mangea comme quatre. N'avait-il pas une semaine de diète à rattraper ?

– Ça me fait plaisir, dit la mère. Je commençais à me faire du souci. Je te croyais malade.

Mais à la télévision, il regarda l'émission consacrée au football.

Qui peut décrire la joie du supporter lorsque le ballon échoue dans les filets adverses ? C'était toujours son sport favori.

– Bonnot ? Vous êtes allé au match ?
– Oui, monsieur !
– Ça vous a plu ?
– Oui, monsieur !
– Si vous voulez d'autres places, n'hésitez pas ! Dans une quinzaine, le Racing reçoit Narbonne. Je ne peux malheureusement pas vous offrir le France-Angleterre de samedi prochain, toutes les places sont prises.

Sébastien sourit.

– Je le regarderai à la télé, monsieur.

Il faisait beau, et un grand soleil brillait à travers les arbres dénudés de la cour du collège. Les élèves étaient rangés vers la sortie. On attendait le car pour se rendre au stade, c'était la séance de plein-air. Sébastien faisait des ronds de buée avec son haleine, par cette froide matinée. On avait rassemblé deux classes. M. Baptistin tenait, jeté par-dessus son épaule, un filet contenant un choix de ballons, parmi lesquels Sébastien aperçut l'ovale.

M. Saint-Omer, son collègue, bavardait avec quelques élèves.

Le car les déposa au stade.

M. Baptistin demanda des volontaires pour une initiation au rugby et Sébastien se glissa parmi eux. Il écouta distraitement les explications techniques. Vint une courte séance d'échauffement. La matinée devant s'achever sur un petit match, on fit deux équipes et on se distribua les rôles.

Sébastien se retrouva pilier, apprit à se mettre en mêlée et à pousser l'adversaire. Rapidement, dans le jeu, il comprit que son poids serait un facteur déterminant et il ne se fit pas faute de l'utiliser, fonçant dans le tas, s'arrachant aux prises. M. Baptistin l'encourageait. Il devinait dans cet élève une force de la nature, jusqu'à présent mal dirigée, et qui cherchait à éclore.

D'instinct, sans encore rien connaître du jeu, le garçon savait trouver la bonne place, bloquer l'adversaire, se diriger au rebond du ballon et se faufiler comme un serpent parmi les défenses adverses.

Il ne lui parla pas le jour même. La semaine suivante, il l'interpella à la sortie du vestiaire.

– Sébastien Bonnot, j'ai à vous parler.

– Oui, monsieur.

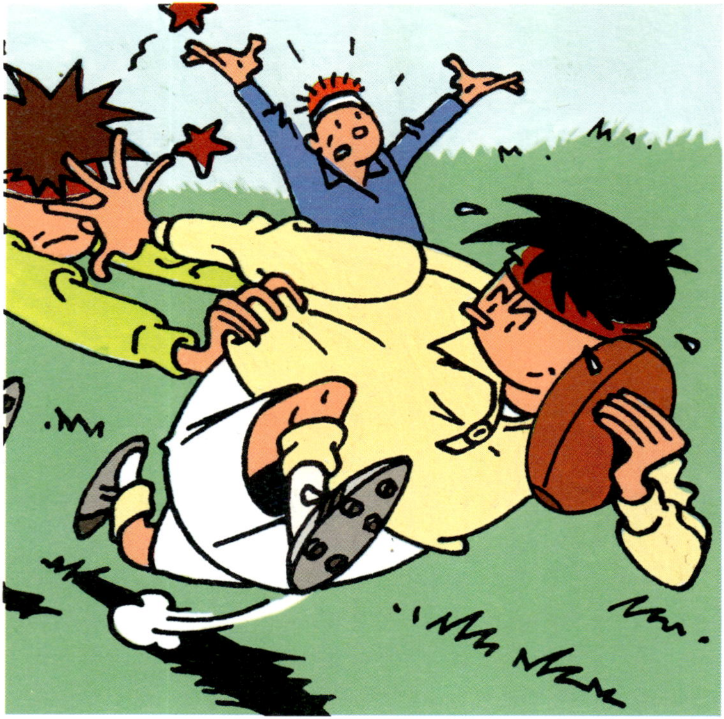

– Que faites-vous habituellement le mercredi après-midi ?
– Mes devoirs, mes leçons...
– Le dimanche ?
– Rien. Ou je sors en famille, avec ma mère.
– Je croyais que vous pratiquiez...

– J'ai laissé tomber.
– Ah ! Pourquoi ne vous inscririez-vous pas au club sportif de notre ville ? Deux heures le mercredi, pas plus. Il vous resterait du temps pour étudier.
Sébastien sourit.
– Moi ? Au Rugby-club ?
– Oui, pourquoi pas ?
Il avait entendu dire que M. Baptistin y était entraîneur.
– Je n'ai pas l'équipement.
– On vous prêtera une tenue pour débuter.
– Je vais y réfléchir.
– Dépêchez-vous. La saison est déjà bien entamée.

C'était toujours dans sa chambre, allongé sur son lit, que Sébastien prenait les plus importantes décisions. Celles de manger moins ou de répéter trois fois les leçons au lieu de les lire en diagonale.

Le désir ne lui était pas venu de s'inscrire au rugby. Il avait accepté une séance d'initiation, sans plus. Ce soir, il avait pris un cintre dans son armoire et y avait suspendu son beau maillot de foot bleu et rouge, pour l'accrocher au mur, devant lui. En dessous, pour faire plus vrai, il avait épinglé son short blanc. Cela faisait un pantin et, devant ce pantin, il s'amusait à rêver. Le maillot s'animait, marquait des buts, les filets tremblaient...

C'était moins le sport lui-même qui l'impressionnait que la foule en délire, les couleurs, les lumières, les ovations. Se sentir aimé, adulé par un public et se surpasser pour lui...

On sonna à la porte. Il alla ouvrir. Un garçon de son âge se tenait sur le seuil.

– C'est toi, Sébastien Bonnot ?

– Oui...

– Salut. Je pourrais te parler cinq minutes ? Ça ne te dérange pas ?

– Non, je t'en prie...

Il s'effaça devant le grand rouquin. Il le connaissait à peine. C'était un élève de troisième comme lui, qu'il avait croisé de temps à autre dans les couloirs du collège.

Comme sa mère souhaitait que l'on utilise le salon le moins possible, il le conduisit directement dans sa chambre, un peu gêné de l'effigie qui pendait au mur et qu'il n'avait pas eu le temps de camoufler. Il offrit sa chaise au nouveau venu et s'assit sur le bord du lit.

– Alors ?

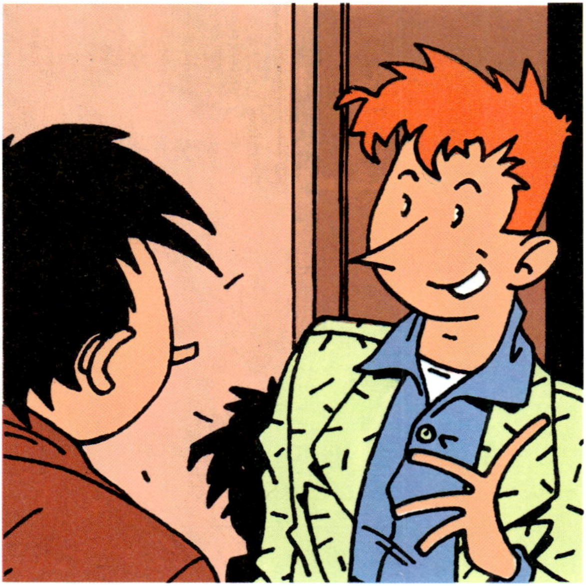

– Alors, dit le rouquin, je m'appelle Marty. Tu ne me connais sans doute pas...

– Je t'ai aperçu.

Marty eut un sourire.

– On est à peu près mille à s'apercevoir, dans cette grande boîte. Voilà. Tintin m'a dit que tu allais t'inscrire au rugby.

– Qui c'est, Tintin ?

– Tu ne sais pas ? C'est Baptistin, le prof... On l'appelle comme ça, au club. Oui, parce qu'il faut que je te dise... Je suis capitaine de la deuxième équipe cadets au Rugby-club, où il est entraîneur.
– Alors, comme ça, Baptistin se fait appeler Tintin ?
– Au club, oui.
– Il m'a demandé de m'inscrire, en effet, dit Sébastien, mais je n'ai pas encore donné de réponse.
Et d'un coup de tête, il désigna la tenue de foot.
– J'ai cru comprendre que tu avais arrêté le foot, dit Marty.
– Pas encore, pas vraiment...
– Il est vrai que l'Inter, c'est un grand club.
– Oui, répondit fièrement Sébastien.
– Mais les grands clubs, à part les surdoués, ça sert surtout à faire rêver les gens. Tintin m'a dit que tu étais bon à la mêlée, et que surtout tu avais le sens du jeu. Et aussi que des « comme toi », on n'en trouvait pas tous les jours.
– Vrai ? Il a dit ça ?
– Je ne l'ai pas inventé.
– Et c'est lui qui t'a envoyé ?
– Oh, non, il m'a simplement parlé de toi, alors je suis venu aux nouvelles... Je vais te dire la vérité. En ce moment, nous manquons de gros gabarits en cadets. Une équipe n'est rien tant qu'elle recule à la

mêlée. Tu serais le bienvenu. Notre ville, tu sais, ce n'est pas une grande équipe. On n'en parlera pas dans les journaux. Mais crois-moi, on est une bonne bande de copains et on sait bien s'amuser, même en dehors des terrains. Dimanche, il y a un méchoui. La superambiance. Ça ne te dit rien ?

– Un méchoui, murmura Sébastien.

– Salut, il faut que je m'en aille. Mon numéro de téléphone est sur ce papier. Préviens-nous quand même avant samedi pour le méchoui.

Marty s'était levé et regardait par la fenêtre. Sébastien s'approcha de lui. Ils virent passer la jeune fille dans l'allée. Elle portait un sac à provisions. Sébastien retint son souffle.

– Tu aimerais bien lui parler, pas vrai ? dit Marty.

– Oui.

– Ça viendra, mon cher, ça viendra. Mais, à mon avis, si tu n'y vas pas toi-même, ce n'est pas elle qui viendra.

Sébastien se mit à rire et accompagna son nouvel ami à la porte.

– Au fait, tu ne m'as pas dit ton prénom.

– Pierre.

– Au revoir, Pierre, et à bientôt.

Ce qui était différent, avec le Rugby-club, c'était l'atmosphère plutôt familiale. Et surtout, à la différence de l'Inter de Paris, la présence de ses coéquipiers comme voisins, camarades de classe, dans la ville où il vivait. Sébastien n'était plus un élément anonyme, venant de loin, venant d'ailleurs, un étranger. Il défendait les couleurs de la ville, et c'était vraiment sa ville, celle de ses compagnons, celle de sa mère, de son collège, de ceux qu'il croisait dans la rue, la ville de la jeune fille qui, un soir, était rentrée du tennis en passant devant sa fenêtre.

Dès la première séance d'entraînement, il avait découvert que le demi de mêlée n'était autre que Patrice, qui habitait le même immeuble, deux portes plus loin. Et Richard, qu'il voyait promener son chien chaque soir, était l'arrière.

Enfin, M. Baptistin le convoqua un dimanche pour son premier match de championnat.

– Sébastien, je compte sur toi. Le RC Belleville est une équipe lourde à manœuvrer. Elle se prendra devant, ou elle ne sera pas prise. La mêlée ne doit pas reculer d'un pouce.

– Elle ne reculera pas, Monsieur Baptistin.

– Tu ne peux pas dire Tintin, comme tout le monde ?

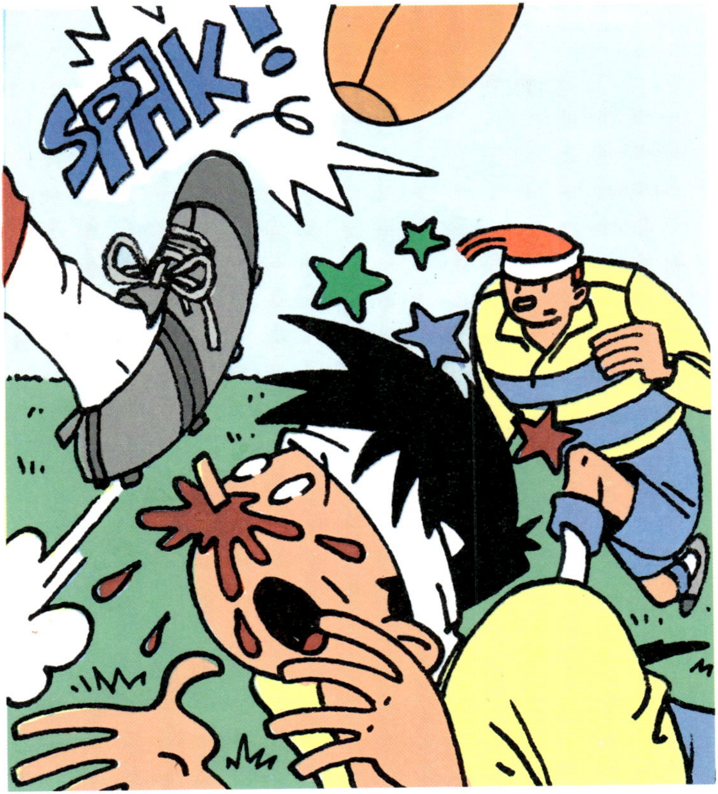

A vrai dire, la mêlée ne recula qu'une fois, celle où Sébastien prit une chaussure dans le nez. Il se retrouva à plat ventre dans la boue, à pisser le sang, avec une couronne de chandelles qui lui tournaient au-dessus de la tête.

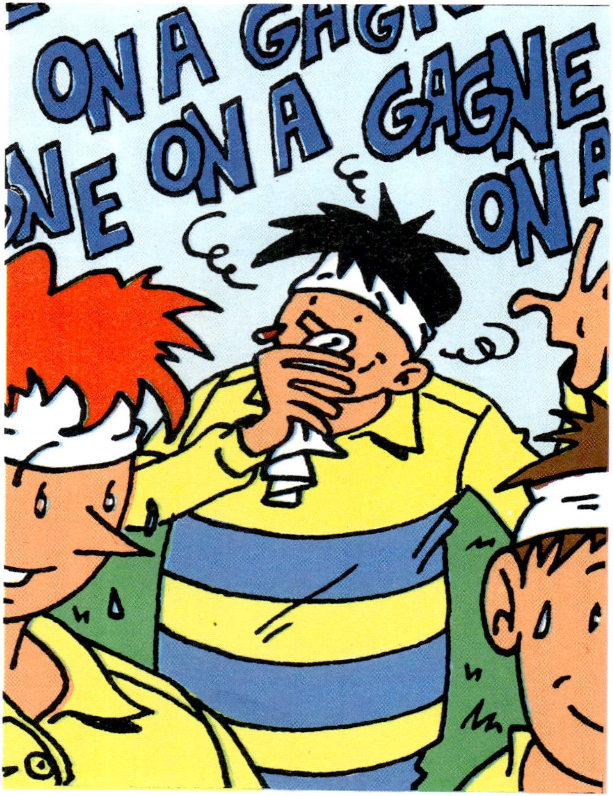

– Ce n'est rien ! lui cria Marty, qui le remit en mêlée et poussa derrière lui. Tu en verras d'autres ! Gare à tes oreilles, plutôt. Ça se décolle assez bien, ces machines-là !

Les cadets II emportèrent la victoire. Sébastien était fourbu, endolori, nanti de quelques ecchymoses aux tibias, mais, pensa-t-il, pas plus qu'au football, finalement. Il ne sentait plus sa clavicule sur laquelle avait poussé la première ligne adverse, ni ses jambes, car il venait de découvrir qu'un terrain de rugby est plus long qu'un terrain de foot. L'autre pilier, Marcellin, lui mit un sparadrap à la main gauche qui avait connu par mégarde les crampons du RC Belleville.

– Merci, mon vieux.

– Encore un match comme celui-là, clama Tintin, et je vous promets qu'on va jusqu'aux éliminatoires !

On se douchait, on allait, on venait dans les vestiaires vétustes. Sébastien prenait son temps pour se rhabiller. Il recevait des boutades, en renvoyait à l'occasion.

– A propos, tu l'as revue ? dit Pierre Marty.

– Qui ?

– La fille de l'autre jour, à la fenêtre.

– Non.

– Dépêche-toi, elle t'attend.

Les autres éclatèrent de rire.

Le samedi, Sébastien lavait les voitures à la station-service près de chez lui. Il avait calculé qu'il lui faudrait soixante lavages pour se payer la tenue complète. Jean et Claudia volèrent à son secours et maman eut une rentrée d'argent, si bien qu'au Jour de l'An, il avait sa nouvelle tenue. Elle était jaune, rayée horizontalement de bleu. Un maillot matelassé aux épaules et jusque sur le thorax. Il se regarda dans la glace après s'en être revêtu, et la porta toute la journée. Puis il rangea le maillot de foot, désormais promu au grade de relique, témoin de ses débuts difficiles dans le monde sportif.

Sur le conseil de M. Baptistin-Tintin, il écrivit une lettre aimable à son ancien club pour les remercier et donner sa démission.

Le Rugby-club perdit trois matchs d'affilée en cadets II et on n'incrimina personne en particulier.

– Ils étaient plus forts que nous, voilà tout ! dit l'arrière Richard.

Et tous se rallièrent à sa philosophie.

Ce troisième dimanche de défaite, ils l'achevèrent autour d'un couscous. Deux mères de famille étaient venues le cuisiner dans un grand local du club.

– Que pensez-vous de notre Sébastien national ? demanda tout à coup Tintin, au milieu du brouhaha.

– Bonne recrue, dit Pierre. Je trouve qu'il monte bien au charbon, mais si vous voulez mon avis, il n'est pas encore assez lourd. Quand je le pousse en mêlée, je le soulève.

La bonne humeur était de mise ce soir-là, car on venait d'apprendre que l'équipe première des cadets s'était qualifiée pour le championnat de France.

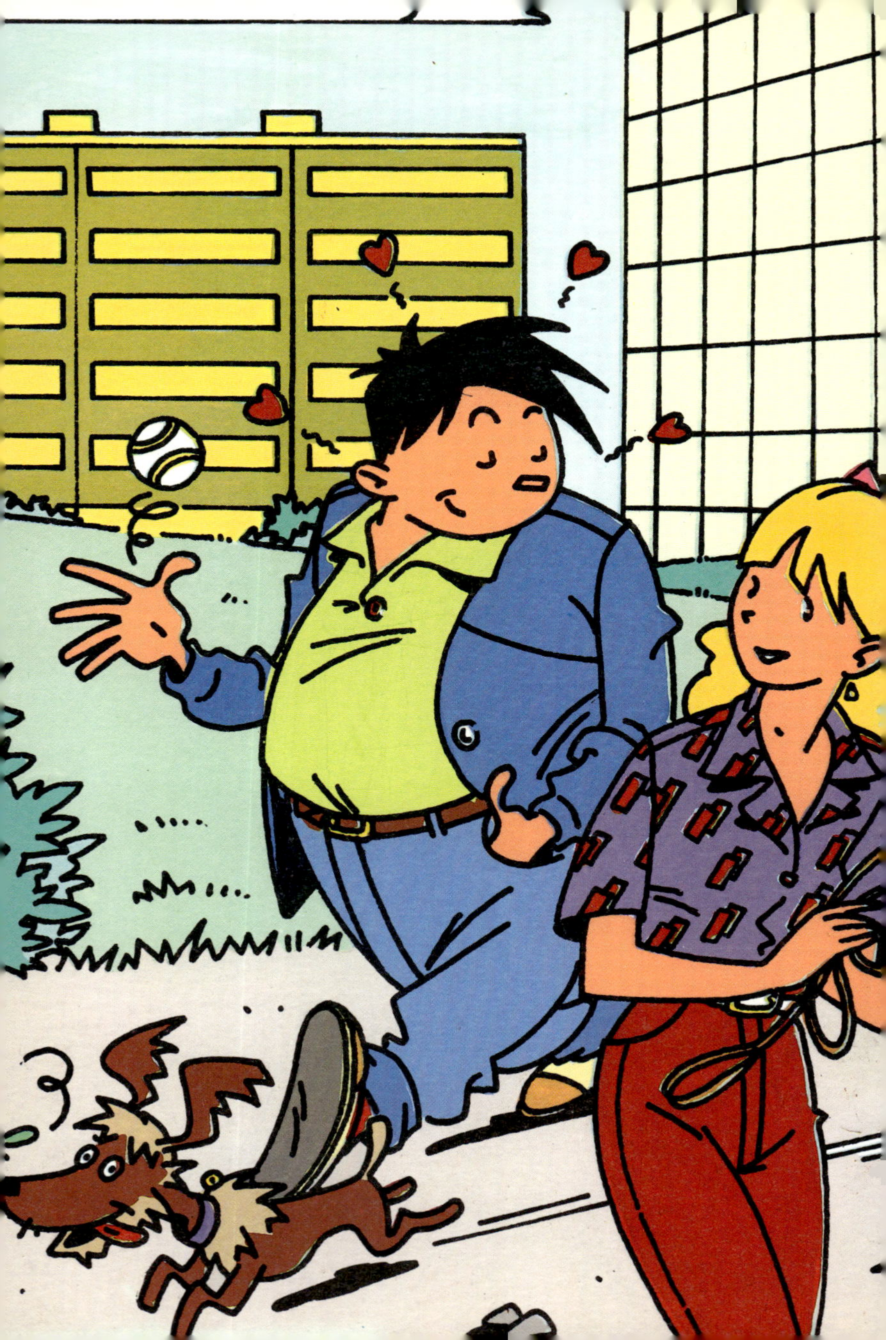

4

Un dimanche pas comme les autres

– Bonjour !

La fille se retourna et l'aperçut à la fenêtre.

Il avait osé ! Il se jeta dans l'escalier, la rejoignit.

– Bonjour ! répéta-t-il. Tu promènes ton chien ?

Elle secoua la tête pour se dégager d'une mèche blonde qui masquait la moitié de son visage. Elle arborait un sourire en coin et gardait ses distances.

Les beaux jours étaient revenus, et avec eux les vêtements d'été, taches aux couleurs vives sur le vert sombre des haies qui entouraient la résidence.

– Je peux me promener avec toi ? dit Sébastien. Pas longtemps, il ne faut pas que je m'éloigne... Il est beau, ton chien. Comment s'appelle-t-il ?

– Nestor.

– Original. Euh... dis-moi... et toi, comment t'appelles-tu ?
– Séverine.
– Séverine, c'est un beau nom.
Elle sourit. Ils firent côte à côte une cinquantaine de mètres. Sébastien poursuivit :
– Et moi, tu ne me demandes pas mon prénom ?
Elle se mit à rire.
– Tu t'appelles Sébastien.
– Comment le sais-tu ?
– Tu n'entends donc pas ta mère qui s'égosille après toi ?
– Sébastien ! Sébastien !
– Oh ! Excuse-moi ! Il faut que je te laisse. A bientôt !
Il revint en courant au pied de l'immeuble.
– C'est Tintin au téléphone.
Il se rua sur l'appareil.
– Allô ?
– Sébastien ?
– Oui, c'est moi.
– Dis, je t'appelle de Carcassonne. Notre première cadets a encore gagné ! Dix-neuf à huit ! Quatre essais et une pénalité. Peux-tu faire rapidement la commission à ceux de l'équipe, si tu les trouves au bout du fil ? Tu te rends compte ! Ils sont qualifiés

pour la finale du championnat de France cadets... Et tiens-toi bien : ils vont jouer au Parc des Princes, en lever de rideau de la finale du championnat des seniors !

– On peut dire qu'ils ont une sacrée veine.

– Eh ! Sébastien... pas besoin d'être un grand club pour réussir de bonnes choses, vois-tu ? L'année prochaine, peut-être que tu joueras en équipe première cadets, toi aussi, et que tu auras cette chance. On ne sait pas ce que l'avenir nous réserve. Je te quitte. Ah ! j'oubliais... Il y aura bien entendu une petite soirée amicale, mardi, au club, pour fêter l'événement. J'espère que tu seras des nôtres.

– Avec plaisir !

– Préviens tout le monde. A mardi !

Tintin raccrocha. Sébastien composa immédiatement des numéros et répandit la nouvelle. C'est en consultant son répertoire qu'il prit conscience du grand nombre de ses nouveaux amis.

Un quart d'heure après, Pierre Marty sonnait à sa porte. Il l'accueillit dans sa chambre, renonçant à un film à la télévision.

La fin de l'année scolaire approchait à grands pas, avec son cortège de traditions : photographie dans la cour du collège, ultimes contrôles, conseils de classe, et surtout la fameuse finale du championnat de France.

Malheureusement, Sébastien avait de quoi se lamenter. Son équipe, constituée de ses meilleurs amis, partait trois jours en stage, profitant des fêtes de la Pentecôte. Sans lui, hélas ! Mme Bonnot en avait décidé autrement, ayant retenu son fils auprès d'elle, pour rendre visite à sa famille qui habitait une ferme aux environs de Châteauroux.

Certes, cela faisait plaisir à Sébastien, qui aimait beaucoup ses grands-parents et se réjouissait de retrouver des cousins qu'il ne voyait qu'une fois l'an. Toutefois, il lui fallait manquer non seulement le stage, mais encore la finale qui allait se disputer au Parc des Princes, le dimanche de ce même week-end prolongé.

Pour comble de malchance, la mère de Sébastien, ayant dû travailler dans la nuit de samedi à dimanche, avait retardé le départ jusqu'au dimanche midi. Un week-end raté, on pouvait le dire.

Il était à peu près onze heures et demie en ce jour de Pentecôte.

Tout en chargeant la voiture, Sébastien imaginait la deuxième équipe de cadets visitant le Languedoc, et la première équipe, dans un ultime échauffement, préparant le match de sa vie.

– Va me chercher une baguette, lui dit sa mère. Je n'ai même pas le temps de faire des sandwichs. Dépêche-toi, nous partons dans une demi-heure.

Il prit l'argent qu'elle lui tendait et fit la queue à la boulangerie. Il faisait beau, le soleil avait accroché des fleurs à tous les balcons. Des images dansaient dans la tête de Sébastien. La pelouse de la résidence n'était plus qu'un terrain de rugby, la file d'attente à la boulangerie une queue aux guichets du stade.

A grand renfort d'avertisseurs, des automobiles aux couleurs du Stade montois passèrent dans la rue.

Le Stade montois ! Précisément les adversaires des cadets du Rugby-club !

Il n'assisterait pas à la fête.

Au retour de la boulangerie, il se prit à traîner le long des bâtiments de sa résidence. Par les fenêtres grandes ouvertes, on pouvait entendre une émission sportive consacrée au rugby. Il dériva dans le parc, pas très sûr d'avoir envie d'aller à Châteauroux.

– Sébastien !

Il se retourna.

– Séverine !

– Je te croyais parti chez tes grands-parents.

Il lui avait raconté toutes ses misères, maintenant qu'ils se voyaient plus souvent. Ça et le rugby. Qu'aurait-il su lui raconter d'autre ?

– Nous partons à l'instant. D'ailleurs, il faut que je me dépêche. Tu pousses jusque chez moi ?

Nestor, reniflant une piste près des massifs floraux, finit par les suivre. Comme ils arrivaient à l'escalier de Sébastien, sa mère se pencha tout à coup par le fenêtre.

– Sébastien, vite, le téléphone !

– Décidément, tu es un abonné sérieux ! ironisa Séverine.

– Oui. Excuse-moi.

Il se précipita dans la cage d'escalier, faillit bousculer Mme Bonnot.

– Pardon... Allô ? Oui ?

C'était la voix de Tintin.

– Allô, Sébastien ? Dis, petit... Il faut que tu nous rendes un service, absolument. Armangot, tu sais, le grand Armangot, qui est remplaçant dans la première cadets, l'imbécile, il s'est ouvert la main... tout juste bon à faire un spectateur... il faut que tu le remplaces... Il ne s'agit que de figurer sur le banc de touche, mais nous devons présenter une équipe au complet...

– C'est que..., hésita Sébastien, je pars à l'instant à Châteauroux, chez mes grands-parents... Sans ça,

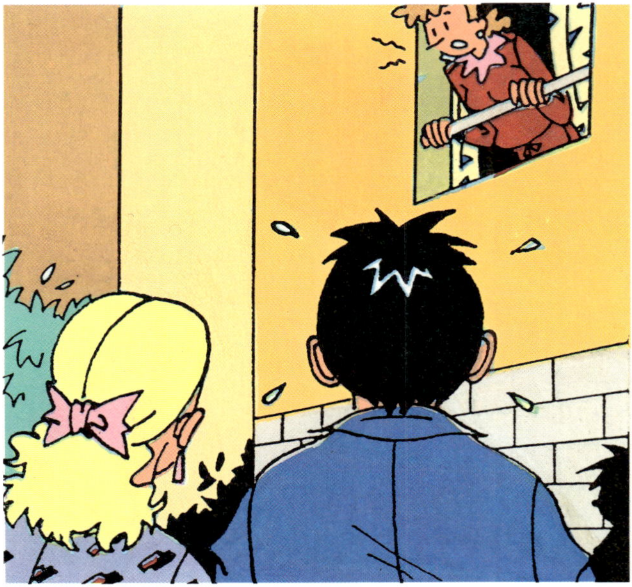

de toute façon, je serais au stage, tu peux me faire confiance...

– Je le sais bien, que tu serais au stage avec les autres... et c'est là le malheur. Tous nos cadets sont pris : ou bien ils sont en Languedoc, ou bien ils sont déjà sur la feuille de match du Parc des Princes. Une chance que tu sois là.

– Je ne suis pas là !

– Tu ne peux pas décider tes parents, dis ?

– Ça me semble difficile, nous partons à l'instant...
– C'est juste pour être remplaçant, tu ne joueras pas, on ne vas pas t'amocher, tu n'as rien à craindre...
– C'est pas ça, mais...
– Et puis tu serais bien placé. Tu verrais le match depuis la touche... et même la grande finale, celle des seniors juste après...
– Je comprends bien, mais c'est ma mère qui...
– Allons, passe-moi ta mère.

Sébastien se retourna.

– Maman, il veut te parler.

La conversation dura longtemps. Mme Bonnot ne disait pas grand-chose, mais Sébastien pouvait entendre la voix chantante de Tintin sans comprendre. A la fin, quand elle raccrocha, Sébastien sut que c'était gagné. Il irait au Parc.

– Nous nous sommes mis d'accord, dit Mme Bonnot. Dès votre finale terminée, tu cours vers la sortie, je t'y attendrai. Ne traîne pas. Il n'est pas question de voir ce match Racing-Je ne sais pas quoi.
– Racing-Lourdes.
– Et vous, les cadets, vous jouez contre qui ?
– Le Stade montois, Mont-de-Marsan, quoi.
– Allons, tu as rendez-vous dans moins d'une demi-heure, sur la place du marché. Un car bleu. Vite ! Ta tenue doit être irréprochable. As-tu décrotté tes

souliers ? Une chance que j'aie lavé ton maillot...

Sébastien fit rapidement la toilette de ses chaussures à crampons. Il déposa ses affaires de sport sur la table afin de ne rien oublier, puis enfourna le tout dans son grand sac.

– Ne t'énerve pas tant ! Et sois prudent !

– Merci, ma petite maman !

Il l'embrassa et courut dans la ville.

Dans le car, il se sentait un peu ému. A sa manière, il allait participer à la grande aventure, et peut-être serait-ce lui qui aurait la meilleure place. Quel retournement de situation !

Ses coéquipiers étaient calmes, de ce calme qui précède les grandes tempêtes. Sébastien les examinait en secret l'un après l'autre, il les découvrait.

Enfin le car pénétra dans l'enclos du Parc. Ils descendirent, suivirent des couloirs de béton.

Leur vestiaire était vaste, bien aménagé, clair. Tandis qu'ils se mettaient en tenue, on leur distribua des maillots blancs, neufs, avec des dossards numérotés. Sébastien recueillit le numéro 18.

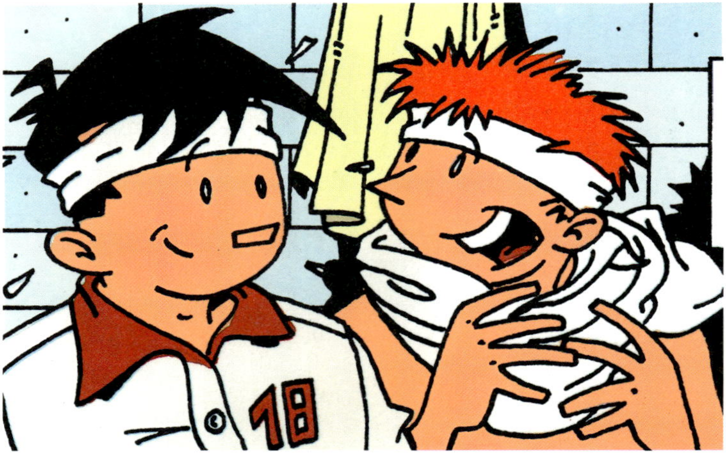

– Mont-de-Marsan joue en jaune, expliqua l'un des dirigeants que Sébastien connaissait à peine. C'est la raison pour laquelle nous devons troquer nos couleurs habituelles contre ces maillots blancs. J'espère qu'ils vous porteront chance.

Il y eut des commentaires, suivis d'explications stratégiques et d'ultimes recommandations.

– Écoutez bien ! Même les remplaçants ! Ça peut toujours servir !

Puis l'échauffement sur un carré de gazon, derrière les tribunes.

Sébastien était tout intimidé de se retrouver

parmi les colosses de l'équipe première dont certains le dépassaient d'une tête.

La grille s'ouvrit. Ils entrèrent dans l'immense stade en passant sous la tribune d'honneur, côtoyant les maillots jaunes et les shorts noirs des cadets de Mont-de-Marsan. Sébastien ne s'avança pas sur la pelouse, mais gagna le banc de touche en compagnie des autres remplaçants, du soigneur, M. Dalban, de Jacques, l'entraîneur des cadets première, et de Tintin qui devait officier comme juge de touche. L'arbitre apparut en maillot rouge.

Il n'y avait pas un chat dans les tribunes, à part une centaine de supporters pour chaque équipe. Un Parc des Princes complètement désert. Sébastien ne s'était pas attendu à cela. Ce n'était que le lever de rideau, après tout, et il était à peine deux heures de l'après-midi. Les spectateurs de la grande finale faisaient encore la queue devant les grilles.

Et puis ce fut le coup d'envoi. Le match s'emballa très tôt et Sébastien était effaré de la cadence infernale avec laquelle les joueurs devaient attaquer, défendre, se regrouper. C'était d'un niveau bien supérieur à ce qu'il avait pratiqué, et il se réjouit d'avoir simplement à y assister. Jacques et Tintin

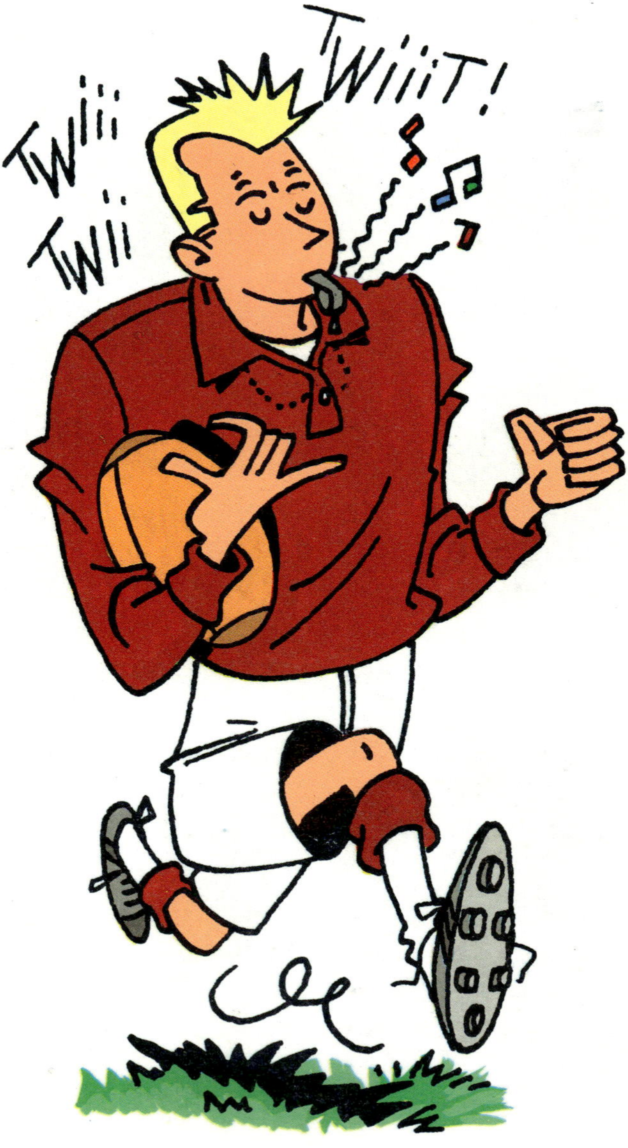
TWiii
TWii
TWiiiT!

lançaient leurs ordres, et les entraîneurs de Mont-de-Marsan n'avaient rien à leur envier question hurlements.

Les jaunes et noirs formaient une mécanique parfaitement au point et le Rugby-club fit rapidement figure d'amateur. Sébastien vit les chiffres défiler au tableau d'affichage, le plus souvent en faveur de leurs adversaires. Ces derniers avaient douze points d'avance à la mi-temps. Sébastien n'entendit rien des recommandations qui furent données pendant le temps de repos. Cela se faisait sur le terrain, chaque équipe dans son coin, en suçant des citrons et en se mouillant la nuque. Les belles tenues blanches, déjà toutes sales, témoignaient de l'âpreté du combat.

Les grilles avaient libéré le flot des spectateurs, et les tribunes s'emplissaient petit à petit, dans un brouhaha continu. Cela changea quelque peu l'ambiance en seconde mi-temps. Il y eut davantage de monde pour s'intéresser aux phases de jeu de ces « petits jeunes », quelques applaudissements, des encouragements, tandis que Sébastien imaginait les athlètes du Racing et du FC Lourdes achevant leur préparation quelque part dans le secret du béton.

Fut-ce la foule qui leur donna du cœur au ventre ? Ou Mont-de-Marsan qui payait sa débauche

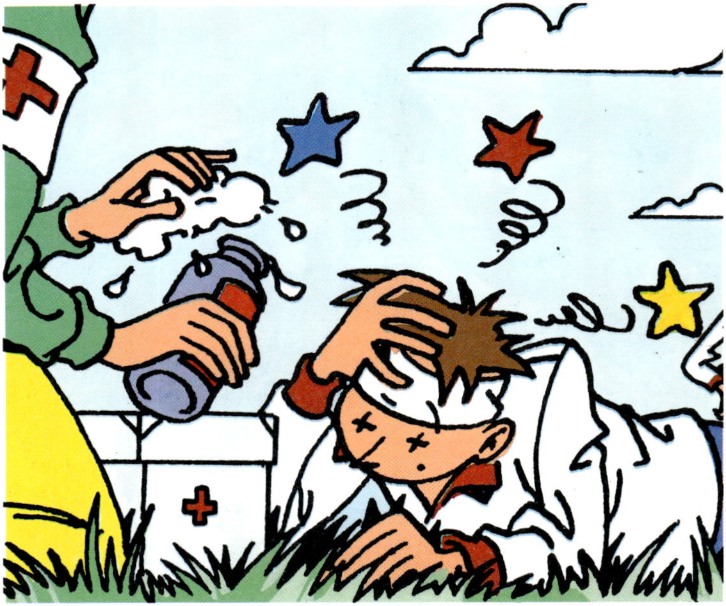

d'efforts des quarante premières minutes ? Le Rugby-club n'avait plus que cinq points de retard lorsque le drame se produisit.

L'arbitre avait ordonné une mêlée, à peu près au milieu du terrain, une mêlée comme il y en avait eu tant d'autres, lorsque les deux packs d'avants s'effondrèrent en un abominable méli-mélo de joueurs enchevêtrés. Quand l'arbitre fit relever les avants, on s'aperçut qu'un des maillots blancs était resté au sol. Sébastien se dressa, ainsi que ses compagnons de banc de touche. Le soigneur s'était déjà précipité sur la pelouse. Il fit bientôt un signe, et l'on apporta une civière. Sébastien crut se trouver mal. C'était comme une douleur qui lui remontait le long des vertèbres. Les joueurs, courbés çà et là, profitaient de l'arrêt de jeu pour souffler un peu. On s'affairait autour du blessé. Jacques et Tintin avaient disparu dans la cohue de joueurs agglutinés sur la ligne médiane.

Boris, le remplaçant numéro 16, commençait à s'échauffer, attendant le signal d'entrer en piste. Bientôt, la civière gagna la touche et Sébastien découvrit le teint pâle et les attelles à la jambe de l'infortuné Mikaël Debarge, leur pilier gauche.

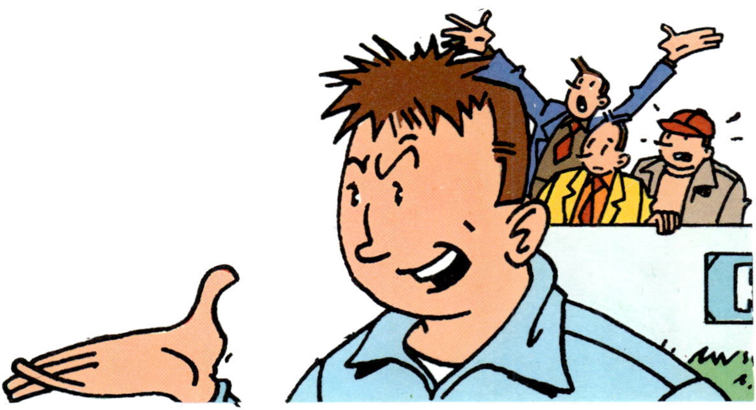

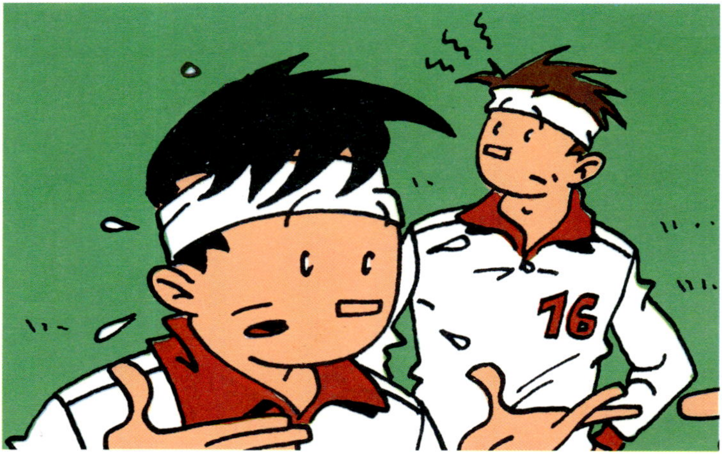

Tintin revint en courant.

– Pas toi, Boris ! s'écria-t-il. Il nous faut un poids lourd. Sans quoi la mêlée va plier à nouveau. Entre, Bonnot, et présente-toi à l'arbitre.

– Moi ? murmura Sébastien, blême.

– Tu es sourd ?

– Mais tu m'avais dit...

– Désolé, mon vieux.

– Je ne sais pas jouer, moi, je n'y connais rien...

– Tu vas faire ce qu'on te dit ? hurla Tintin, tandis

que chacun reprenait sa place sur le terrain et sur le banc de touche.

Et il catapulta sur la pelouse un Sébastien complètement ahuri, qui promenait partout ses regards de chien égaré.

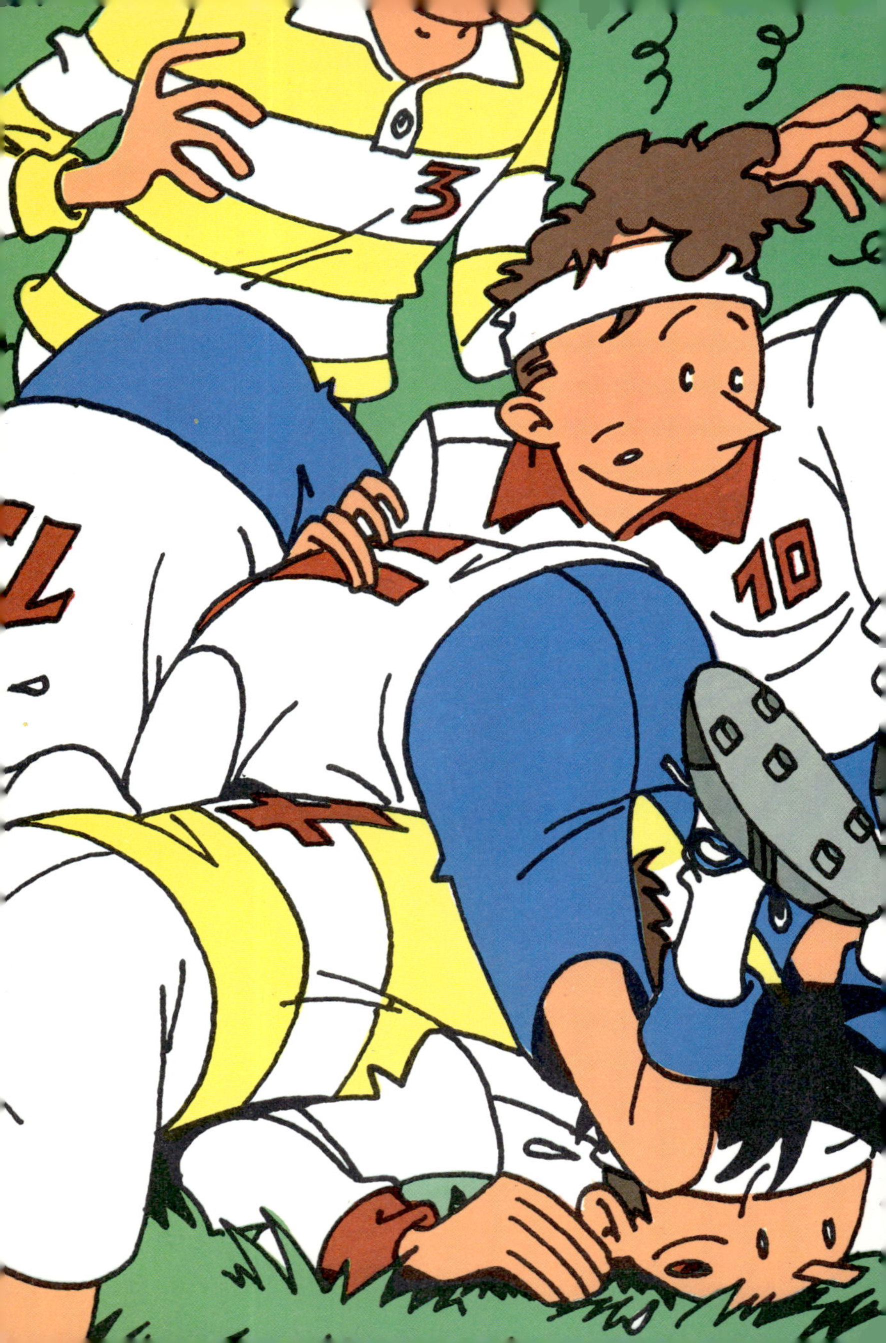

5

La pelouse du parc

La première mêlée lui fit l'impression d'une charge de dinosaures. Il s'arc-bouta, serra les dents, ferma les yeux, poussa de toutes ses forces et se retrouva à plat ventre dans la boue, son beau maillot blanc tout crotté. « Dire que je n'aurai même pas réussi à le garder propre plus de vingt secondes ! » pensa-t-il.

Mais il avait d'autres soucis. Les deux équipes disparurent complètement de son champ de vision et il comprit qu'en plus de pousser, il devrait apprendre à courir, à souffrir, à sentir plus que jamais ses poumons brûler en lui, éclater sous l'effort, à souffrir encore, même s'il était à bout de souffle, à cracher ses tripes... ou alors il devait dès à

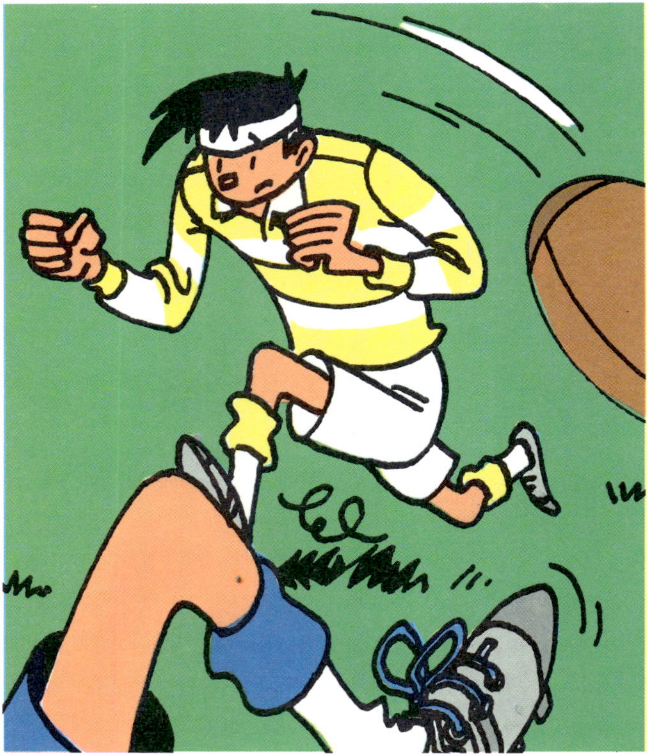

présent abandonner la partie. S'il désirait se montrer à la hauteur pour les dernières minutes de la rencontre, il lui fallait fournir un effort sans précédent, faire preuve d'un courage qu'on ne lui avait jamais connu.

Peu à peu, il revint de son étonnement, se remit de sa formidable émotion et finit par acquérir un second souffle. Au bout de quelques minutes, il s'était hissé au niveau de ses coéquipiers et de ses adversaires qui, eux, avaient un plein match dans les jambes. Néanmoins, la puissance du pack adverse le broyait littéralement et il se demanda s'il pourrait supporter longtemps une telle souffrance.

Les minutes passaient, effroyables, qui rapprochaient les cadets du Rugby-club d'une défaite inexorable.

L'arbitre consultait son chronomètre. Il était évident que l'on venait d'aborder la dernière minute de jeu. Sébastien s'attendait à tout instant au coup de sifflet final.

C'est alors que, sur une maladresse de l'arrière montois, l'équipe du Rugby-club hérita d'une mêlée en sa faveur, à cinq mètres de la ligne du but adverse. Comme chacun de ses coéquipiers, le jeune garçon fit le calcul dans sa tête. Ils pouvaient marquer l'essai ! Cela leur apporterait quatre points et, s'il était transformé, six points ! De quoi prendre l'avantage à la dernière seconde et mettre l'adversaire dans l'impossibilité totale de refaire ce handicap. Mais pour cela, il fallait bouter les diables jaunes et noirs derrière leur ligne.

Au signal de l'arbitre, Sébastien se plia une fois de plus en mêlée. Mais, cette fois, la résistance était opiniâtre et les Montois se montraient plus que jamais acharnés, huit bulldozers à l'assaut d'une barricade. Ces cinq mètres-là, ils n'en feraient pas cadeau !

Sébastien prit son souffle, se crispa, s'ancra dans le sol de toute la force de ses crampons rivés et maintenus dans la boue par sa puissante musculature. Dans un suprême effort de volonté, il anéantit la douleur. Il s'arma de toutes ses rancœurs, de toutes ses vexations, de ses désespoirs, ses déceptions sportives et autres, pensa à sa mère, à son père, à Tintin, à Mikaël Debarge, à l'équipe de France, l'Inter de Paris, à tous les dieux du stade et à ses démons, sonda et découvrit le meilleur de lui-même après en avoir éprouvé le pire. Il poussa comme il n'avait jamais poussé, épaulé par les siens, plus vaillant que dix mille taureaux en corrida. Ils en voulaient, du jambonneau ? Ils allaient en avoir ! Et il serra les dents encore plus fort, se tendit jusqu'à se faire éclater des étoiles dans les yeux, des sifflements dans les oreilles, des bulles plein la tête.

La mêlée vacilla.

Et tout à coup, il entendit une curieuse ovation.

La foule, qui avait enfin rempli le stade, les

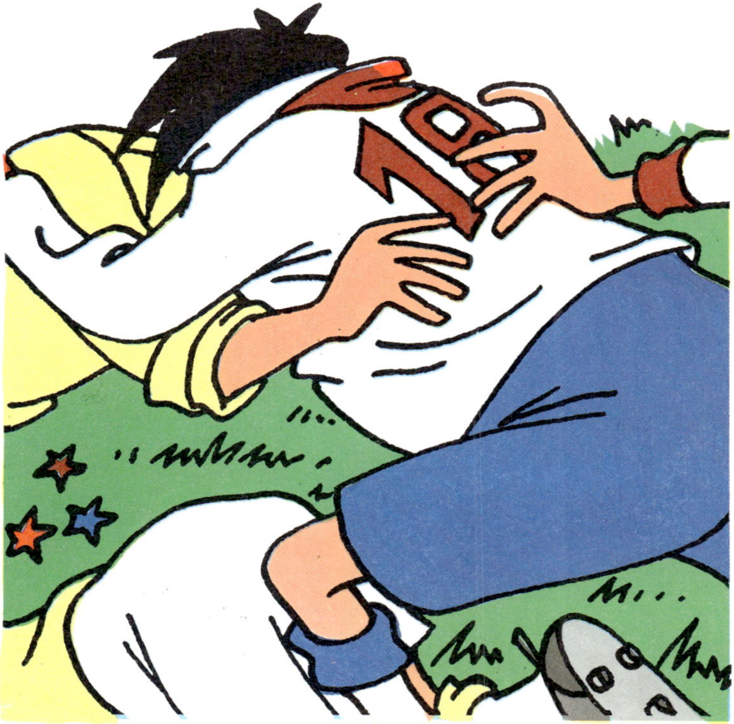

encourageait, lui et les siens, dans leur tentative de la dernière chance. Survolté, il flamba tout le reste de son énergie dans une ultime secousse. Et soudain, au milieu d'une forêt de jambes, il aperçut la ligne de but. Elle traversait la mêlée de part en part, juste au milieu.

Encore dix centimètres, et ils pouvaient marquer !

Il n'entendis rien de la suite, parce que la mêlée

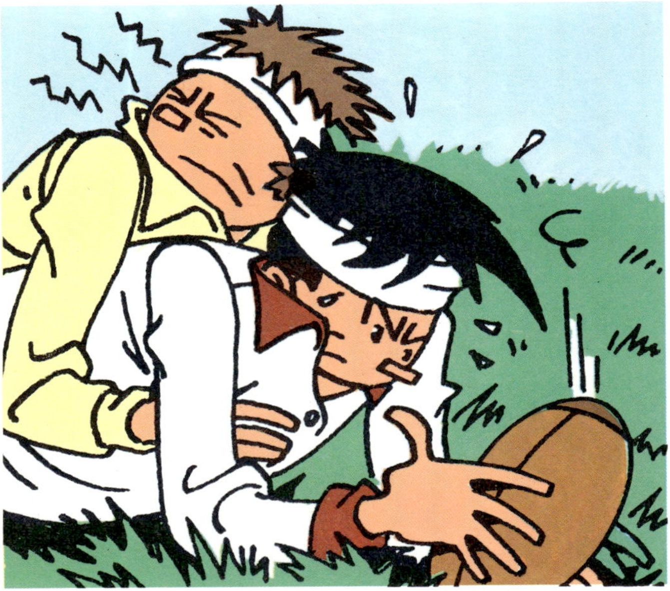

s'était écroulée. Un formidable paquet de joueurs l'ensevelit et il se retrouva recroquevillé sur quelque chose de dur qui lui rentrait dans les côtes. Il ne savait pas que l'arbitre venait de leur accorder l'essai, et qu'il gisait sur le ballon au-delà de la ligne de but, du bon côté. Il ne savait pas que le reporter criait son numéro, puis son nom, dans tous les récepteurs de télévision, et que cinquante mille personnes le regardaient.

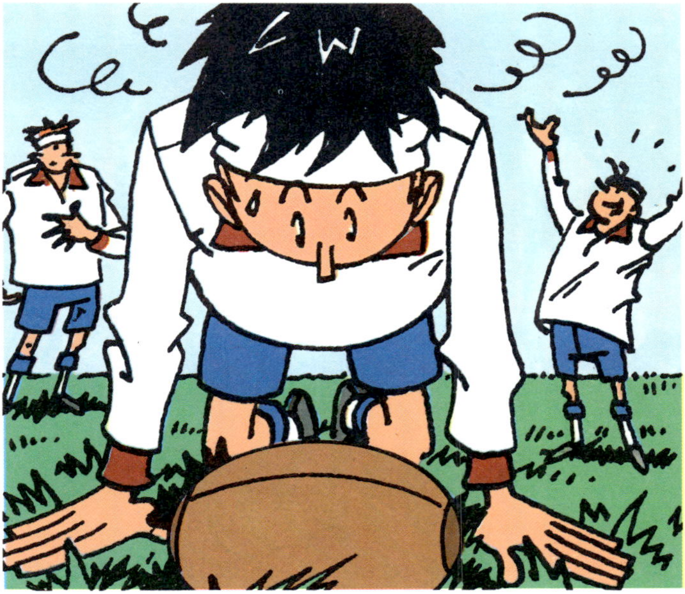

Quand on le releva, il se demanda pourquoi les joueurs se repliaient sur une seule ligne, et ce que faisait leur arrière en préparant le ballon au sol.

Quand on le lui dit, il ne le crut pas.

Puis il comprit.

Il n'y avait plus qu'un point de retard sur Mont-de-Marsan dont chaque joueur priait sa bonne étoile pour que la balle passât à côté du but.

Mais l'essai avait été marqué en coin et la transformation se révélait difficile. Sébastien accompagna la balle de tous ses vœux. Il fallait réussir. Il fallait qu'elle passe entre les poteaux !

Ils allaient devenir champions de France !

Lui qui n'était rien quelques heures plus tôt, n'allait-il pas enfin devenir quelqu'un ?

Le public retint son souffle.

L'arrière Charles prit du recul, s'élança et botta.

Le ballon s'éleva d'abord dans la bonne direction, puis le vent en infléchit la trajectoire, et il chut largement à côté. Mont-de-Marsan respirait.

L'arbitre siffla la fin de la rencontre.

Alors le soleil disparut, la joie s'éteignit pour Sébastien. Sa déception fut comme une douleur aiguë. Ne s'était-il pas cru au paradis pendant quelques secondes ? Il se surprit à en vouloir à l'arrière Charles.

Les joueurs traversèrent la pelouse, échangeant leurs maillots contre ceux de leurs adversaires, sous les applaudissements d'un public de connaisseurs. Amer, Sébastien tendit sa loque blanche au Montois qui avait joué directement en face de lui et accepta le maillot jaune en échange.

– Je ne comprends pas pourquoi ils t'ont fait rentrer si tard dans le jeu, dit l'autre en guise de compliment.

Dernier arrivé au vestiaire, Sébastien s'attendait à trouver une atmosphère lourde et des joueurs désabusés. Le ton rigolard des échanges le surprit. Mikaël Debarge était assis sur la table de soins, l'épaule bandée. Il lui serra la main. Tintin navigua jusqu'à eux.

– Content, monsieur Bonnot ?

– Content ? Nous avons perdu !

– D'un seul point.

– Oui, mais nous ne sommes pas champions de France.

– Sincèrement, qui méritait de l'être ?

Sébastien se dérida un peu.

– Eux, je pense.

– A la bonne heure ! Allons, ne t'en fais pas. Nous avons failli créer la surprise. Le titre viendra en son temps, car il viendra, c'est certain. Mais l'essentiel, vois-tu, c'est d'être bien dans sa peau. En es-tu convaincu ?

– Oui. Je ne regrette pas d'être passé au rugby. C'est sympa.

– Peut-être, mais vois-tu, aucun sport n'est plus sympa qu'un autre. Quelquefois notre cœur nous

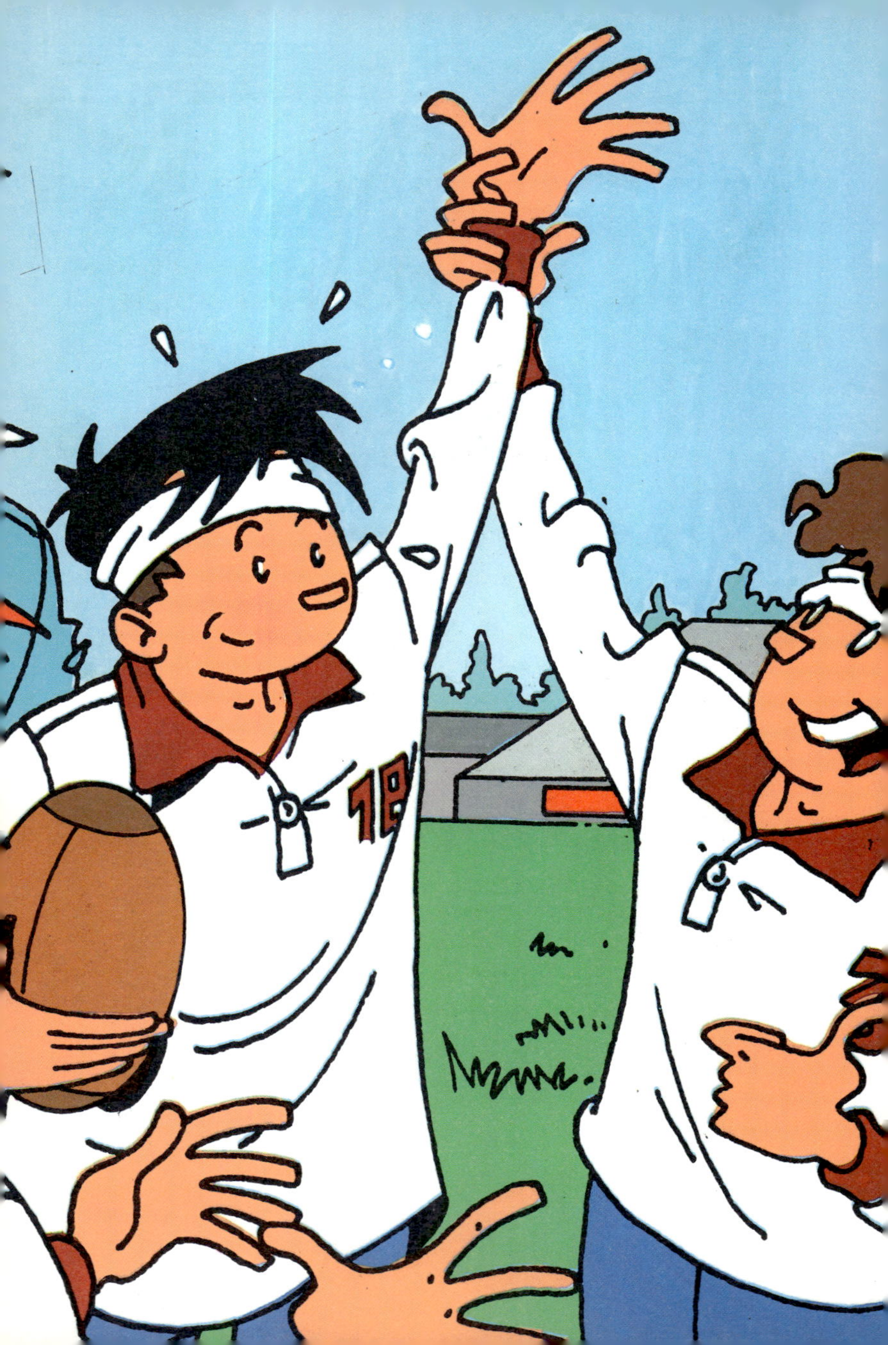

pousse vers une discipline à laquelle notre corps ne peut s'adapter.
– C'est juste, reconnut Sébastien.
– Dans un tel cas, l'important est de savoir que nous avons aussi une tête et de s'en servir. N'oublie pas. C'est comme dans la vie : il y a des défaites qui appellent de grandes victoires.

Sébastien ôta son short boueux, ses chaussettes-éponge, ses chaussures crottées, et laissa tomber sur ses épaules les compliments de ses coéquipiers qui faisaient enfin sa connaissance. Puis il se dirigea mollement vers la douche, et son corps ruisselant s'estompa dans le rideau de brume.
– Eh ! Sébastien, à quoi penses-tu, en ce moment ? lui demanda son voisin.
– Je ne sais pas trop.
– Allez, va, moi je sais à quoi tu penses.
– Dis-le !
– La même chose que tout le monde. Tu te demandes si elle n'était pas par hasard en train de regarder la télévision.

Sébastien sourit.

C'était vrai, il avait pensé exactement cela.

TABLE DES MATIÈRES

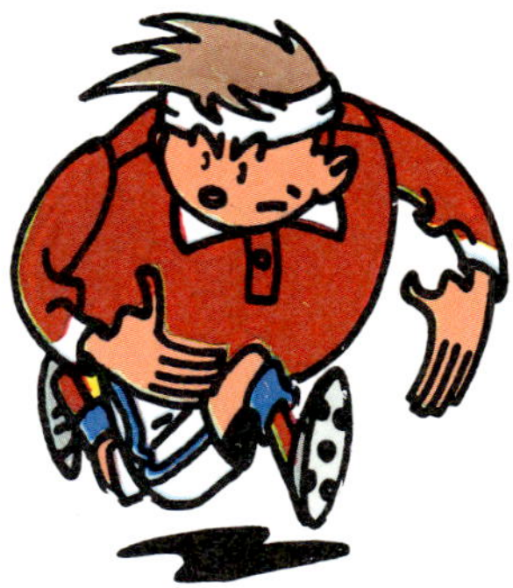

Dans la même collection

JE BOUQUINE

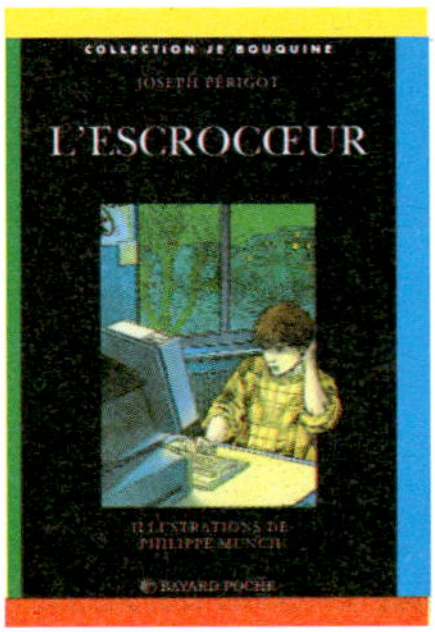

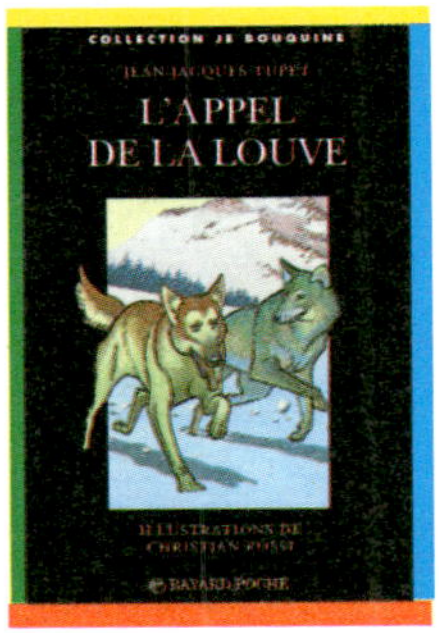

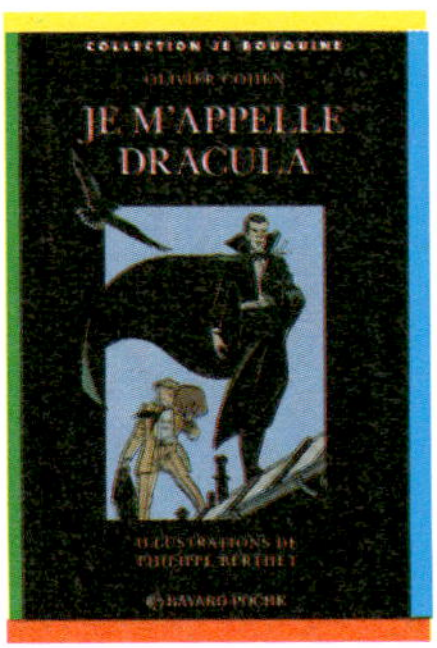

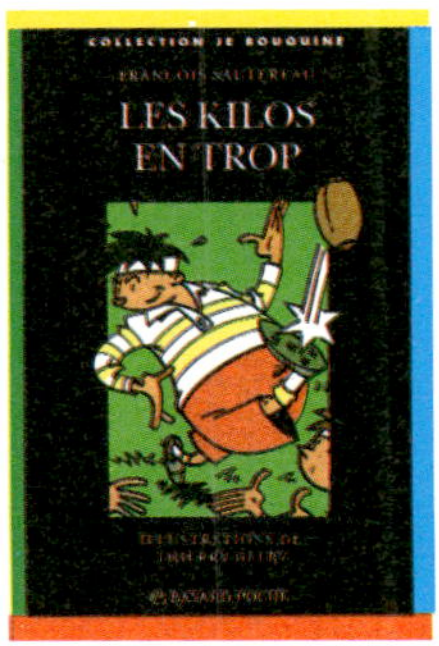

Collection

JE BOUQUINE

1 - Le combat d'Odiri
2 - Le secret du Pilfastron
3 - Haïti chérie
4 - Les kilos en trop
5 - Menace dans la nuit
6 - Danger sur les gratte-ciel
7 - L'affaire Père Noël
8 - Jessica
9 - L'appel de la louve
10 - Torpédo contre les gangsters
11 - Les fugitifs
12 - Coups de bec, coup de cœur
13 - Le mystère de la maison rouge
14 - Les colombes du Liban
15 - Bastille, mon amour
16 - Le voyageur perdu
17 - Le secret des Incas
18 - La malédiction du corbeau
19 - Je m'appelle Dracula
20 - Le défi de Serge T.
21 - Cabrita la sauvage
22 - Papa fantôme
23 - L'enfant qui venait de l'espace
24 - La fille aux santiags
25 - L'escrocœur
26 - Le roi du jazz
27 - Le secret
28 - Moi, le zoulou
29 - Le mystère des mots croisés
30 - Kidnapping en télétrans

JE M'APPELLE DRACULA

À Paris, en cet hiver neigeux de 1897, le comte Dracula, unique héritier du titre, enrage contre un certain Bram Stocker, auteur du livre qui accuse la lignée des Dracula d'être des vampires de pères en fils depuis le XVe siècle. Bien décidé à blanchir son nom, le comte s'attaque à la rédaction de ses Mémoires... Un miroir brisé, un visiteur devenu fou, des malaises à la vue d'une simple gousse d'ail, une fiancée blessée à mort par un fougueux baiser dans le cou... Le comte Dracula est-il vraiment aussi irréprochable qu'il le prétend ?

Un roman de Olivier Cohen
illustré par Philippe Berthet.

LE DÉFI DE SERGE T.

Serge est fier : il entre en 6e, au collège. Il va rejoindre Jérôme, son frère aîné, son modèle. Mais Jérôme, lui, n'est pas fier du tout de ce « modèle réduit » qui lui colle aux baskets. On dirait même qu'il le fuit... Au point que Serge et son amie Marine finissent par se poser des questions : Jérôme ferait-il partie de la bande des tagueurs qui couvrent clandestinement les murs du collège et du quartier d'inscriptions bizarres ? Amitié, rivalité, fraternité...

Un roman de Marie-Aude Murail
illustré par Dupuy-Berberian.

PAPA FANTÔME

Jeremy Smith vit seul avec sa mère à Paris. Son nom anglais et ses taches de rousseur sur le nez sont les seules traces qu'il garde de son père, John Smith, un célèbre violoniste que Jeremy n'a jamais vu et dont sa mère refuse de parler. Les seules traces ? Pas tout à fait ! Il y a aussi la passion de la musique : Jeremy joue du violoncelle et fréquente assidûment concerts et enregistrements... Et voilà que justement, il découvre sur une affiche l'annonce d'un concert de... John Smith ! Jeremy retrouvera-t-il enfin son père ?

Un roman de Jean-Côme Noguès
illustré par Jacques Ferrandez.

CABRITA LA SAUVAGE

Au village, on ne connaît ni son âge, ni le son de sa voix : Cabrita, l'orpheline qui garde ses chèvres dans la montagne entourant le château de Piédraille, n'a pas besoin de parler pour comprendre les animaux. Mais voilà qu'Évrard, le fils du seigneur, revient au château après des années passées à apprendre le métier de chevalier. Pour lui, les animaux ne sont que du gibier. Et Cabrita, une sorcière sale et sauvage... Pourtant, le plus sauvage des deux n'est peut-être pas celui qu'on croit...

Un roman de Anne-Marie Pol
illustré par André Juillard.

L'ENFANT QUI VENAIT DE L'ESPACE

Suzan est l'un des personnages du célèbre auteur de science-fiction Isaac Asimov. C'est même son héroïne préférée. Il l'a conçue séduisante, mais obsédée par son métier de spécialiste des robots. Et voilà qu'un beau matin de 2010, l'auteur rencontre sa créature, vivante, entre une cuisinière rafistolée et une étrange plante verte qu'elle a baptisée Robbie. Que s'est-il passé ? Rien de ce qu'avait écrit Asimov n'est arrivé. Si les héroïnes de science-fiction prennent en main leur destin, où va-t-on ? Et pourtant, l'histoire de la belle Suzan ressemble à un fameux roman, bourré de rebondissements !

Un roman de Robert Escarpit
illustré par Caza.

LA FILLE AUX SANTIAGS

Jane (attention : prononcez Djène ; surtout pas Jeanne, sinon elle se met en colère...), Jane, donc, vit seule avec sa mère, Françoise. Une vie pleine de fous rires, de chocolats chauds, de complicité et de réglisse en rouleaux. Pourtant, Françoise est loin de se douter qu'au collège, sous le nom de Billy the Kid, sa fille joue les terreurs. Un rôle que Jane prend « terriblement » au sérieux. Trop ? Plus que ses copains en tous cas, qui n'hésitent pas à la traiter de « frimeuse » et même de « fesse molle » ! Quelle horreur ! Billy the Kid est piqué au vif. Puisque c'est ça, Jane va montrer de quoi elle est capable... Jusqu'où l'emmèneront ses santiags ?

Un roman de Martine Dorra
illustré par Frank Margerin.

Achevé d'imprimer en janvier 1995 par Ouest Impressions Oberthur
35000 Rennes - N° 15889
Dépôt légal éditeur n° 2020 - Avril 1991
Imprimé en France